English & Spanish Medical Words & Phrases

Third Edition

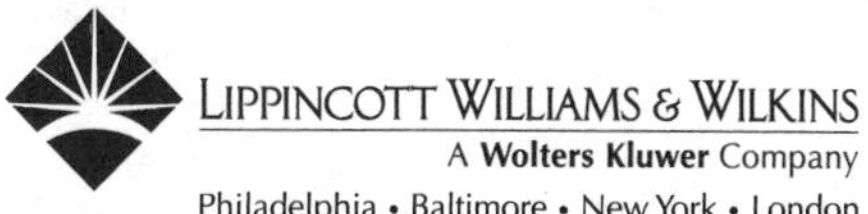

Philadelphia • Baltimore • New York • London
Buenos Aires • Hong Kong • Sydney • Tokyo

STAFF

Publisher
Judith A. Schilling McCann, RN, MSN

Editorial Director
William J. Kelly

Clinical Director
Joan M. Robinson, RN, MSN

Senior Art Director
Arlene Putterman

Editor
Christiane L. Brownell

Clinical Editors
Mary Perrong, RN, MSN, CPAN, CS, CRNP; Beverly Ann Tscheshlog, RN, BSN

Copy Editors
Kimberly Bilotta (supervisor), Catherine Kirby, Irene Pontarelli, Pamela Wingrod

Designers
Linda Jovinelly Franklin (interior), Larry Didona (cover)

Digital Composition Services
Diane Paluba (manager), Joyce Rossi Biletz (senior desktop assistant), Donna S. Morris (senior desktop assistant)

Manufacturing
Patricia K. Dorshaw (senior manager), Beth Janae Orr (book production coordinator)

Editorial Assistants
Tara Carter-Bell, Arlene P. Claffee, Linda Ruhf

Indexer
Carol J. Schoun

The clinical treatments described and recommended in this publication are based on research and consultation with nursing, medical, and legal authorities. To the best of our knowledge, these procedures reflect currently accepted practice. Nevertheless, they can't be considered absolute and universal recommendations. For individual applications, all recommendations must be considered in light of the patient's clinical condition and, before administration of new or infrequently used drugs, in light of the latest package insert information. The authors and publisher disclaim any responsibility for any adverse effects resulting from the suggested procedures, from any undetected errors, or from the reader's misunderstanding of the text.

 Printed in the United States of America. For information, write Lippincott Williams & Wilkins, 1111 Bethlehem Pike, P.O. Box 908, Springhouse, PA 19477-0908.

ENG3 – D N O S A
05 04 03 10 9 8 7 6 5 4 3 2 1

Library of Congress Cataloging-in-Publication Data

English & Spanish medical word & phrases.—3rd ed.
p. ; cm.
Includes indexes.
1. Medicine—Dictionaries.
2. Spanish language—Dictionaries—English. 3. Spanish language—Conversation and phrase books (for medical personnel)
[DNLM: 1. Terminology.
2. Medicine—Phrases—English.
3. Medicine—Phrases—Spanish.
W 15 E58 2004] I. Title: English & Spanish medical words & phrases.
II. Lippincott Williams & Wilkins.
R121.E575 2004
610'.3—dc21
ISBN 1-58255-273-8 (alk. paper)
2003013846

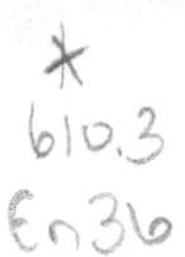

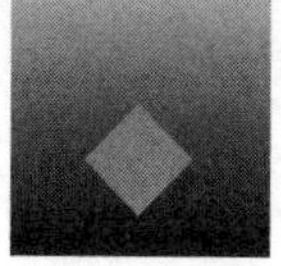

Contents

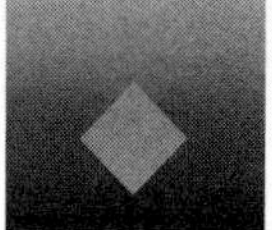

Translator and consultants

Spanish translator

Etcetera Language Group, Inc.
Washington, D.C.

Consultants

Lakshmi McRae, BA, RN,C
Staff Nurse
Doctor's Outpatient Surgical Center
Pasadena, Tex.

Gabriel Ortiz, MPAS, PA-C
Physician Assistant
Allergy & Asthma Center of El Paso (Tex.)

Maryellen Stahley-Brown, CRNP
Nurse Practitioner
Concentra Medical Center
Baltimore

Susan Wainwright, MS, PT
Assistant Professor
University of the Sciences in Philadelphia

Contributors to previous editions

Glafyra Ennis, PhD

Marjorie S. Ramirez, RN,C, MA, EDM, CNA

Helen Gonzales-Kranzel, ARNP, MSN, MBA, CCRN

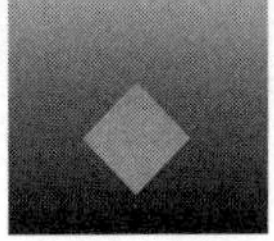

How to use this book

English & Spanish Medical Words & Phrases, Third Edition, is a portable, quick-reference resource with a handy format especially designed for use by English-speaking health care professionals with Spanish-speaking patients or by Spanish-speaking health care professionals with English-speaking patients. Featuring reliable translations for thousands of commonly used medical words and phrases, the book facilitates communication during every aspect of health care service.

Chapter 1 provides an overview of Spanish pronunciation and grammar, including nouns, pronouns, articles, possessives, contractions, prefixes and suffixes, comparisons, and spelling. It also provides a description of how to form masculine, feminine, and plural words.

Subsequent chapters are arranged in a two-column format, with the English word or phrase in the left column and the Spanish equivalent in the right column.

Chapter 2 includes translations for commonly used terms and phrases, including greetings, general background information, days of the week, months and seasons of the year, holidays, numbers, units of time, colors, weights and measures, family members, anatomic terms, clothing, and hygiene supplies.

Chapter 3 contains patient-teaching terms and phrases, including admission, preoperative, and postoperative instructions; liability issues; tests and procedures; diabetic teaching; and drug administration.

Chapter 4 reviews common diagnostic tests, therapies, treatments, equipment, and drugs.

Chapter 5 is a new chapter listing frequently used medical equipment and supplies, such as assistive devices, I.V. therapy equipment, maternity care equipment, and respiratory equipment.

Chapter 6 covers words related to nutrition and diet therapies, such as the food allergies, special diets, and dietary habits of your patients.

Arranged according to body systems, chapters 7 through 20 guide the reader through a carefully conducted assessment of the patient's health problems, medical history, family history, usual health patterns, and psychosocial considerations. Each of these chapters also provides pertinent information on developmental concerns affecting pediatric, adolescent, pregnant, and elderly patients.

Anatomic illustrations throughout feature English and Spanish titles and descriptions.

The informative appendices include therapeutic drug classifications; postoperative tubes, catheters, and equipment; medication teaching phrases; home care phrases; and a new list of phrases related to complementary and alternative therapies. Two indexes (one in English, one in Spanish) round out the text.

1

Pronunciation and grammar

This chapter provides a quick review of pronunciation for letters of the Spanish alphabet as well as some helpful tips on grammar and spelling.

Overview of Spanish pronunciation

A	Similar to the ***A*** in ***fAther***
B	Similar to the ***B*** in ***aBnormal***
C	Similar to the English ***C***; it is hard when it precedes A, O, or U (as in ***esCape***), soft when it precedes E or I (as in ***paCe***)
CH	Similar to the ***CH*** in ***CHild***
CU	Similar to the ***QU*** in ***QUestion***
D	Similar to the ***D*** in ***Day*** when it is at the beginning of a word; similar to the ***TH*** in ***wiTH*** when it is in the middle of a word or at the end of a word
E	Similar to the ***E*** in ***sEpsis***; the Spanish E does not end with the glide of the English ***EY*** in ***thEY***
F	Similar to the ***F*** in ***perForate***
G	Similar to the ***G*** in ***Gout*** when it precedes A, O, U, or a consonant; similar to the ***H*** in ***Hospital*** when it precedes E or I
H	Always silent
I	Similar to the ***I*** in ***salIne***; similar to the ***EE*** in ***sEE***
J	Similar to the ***H*** in ***Hospital***
K	Similar to the ***K*** in ***maKeup***
L	Similar to the ***L*** in ***sLeep***
LL	Similar to the ***LL*** in ***milLIon*** and the ***YE*** in ***YEllow***
M	Similar to the ***M*** in ***atoMic***
N	Similar to the ***N*** in ***learNing***; similar to the ***M*** in ***coMma*** when it precedes B, P, or V; silent when it precedes M
Ñ	Similar to the ***NI*** in ***oNIon***
O	Similar to the ***O*** in ***lOw***
P	Similar to the ***P*** in ***sPit***
Q	Similar to the ***K*** in ***Key***
R	Similar to the ***R*** in ***haiRy***
RR	Always trilled; note that spelling a word with one **r** or two **r**s changes the meaning of the word, as in **pero** (but) and **perro** (dog), **caro** (expensive) and **carro** (wagon, cart, car), and **para** (for) and **parra** (grapevine)

S Similar to the ***S*** in ***baSement***
T Similar to the ***T*** in ***sTent***
U Similar to the ***U*** in ***flU***
V Same as the Spanish B; similar to the ***B*** in ***saBle***
X Similar to the ***X*** in ***fleX***; similar to the ***S*** in ***meSSage*** when it precedes a consonant
Y Similar to the ***Y*** in ***boYfriend***; similar to ***EE*** in ***sEE*** when it is used to denote the word *and*
Z Similar to the ***C*** in ***City, preCede***

Vowels in Spanish are almost always pronounced in the same way. Spanish vowels are short and tense. They are neither drawn out nor glided. Spanish vowels are divided into two categories: strong vowels (a, e, and o) and weak vowels (i and u). A combination of a strong and a weak vowel or two weak vowels is pronounced as a single syllable, forming a diphthong (an unsegmented gliding sound in which the weak sounds [i, u] are barely audible), such as **lengua, nueve, and biopsia.** However, a written accent over the weak vowel breaks the diphthong, forming two separate syllables, such as **día** and **sangría**. In Spanish, the meaning of a word can change with the addition of a written accent, as in **seria** (serious) and **sería** (would be), **continuo** (continuous) and **continuó** (he continued), and **papa** (potato, especially in Latin America) and **papá** (dad or daddy).

Grammar and usage tips

Nouns

Nouns in Spanish are either masculine or feminine.
Most nouns ending in O or medical words ending in MA are masculine. Most nouns ending in A are feminine.

Exceptions to this rule include:
Mano is always feminine.
Día, herbicida, insecticida, pesticida, raticida, espermaticida, and *vermicida* are always masculine.

Plurals

Words in Spanish are made plural by adding an S or ES to the end of the word.
Add an S when the word ends in an unaccented vowel.
Add an ES when the word ends in a consonant, Y, or accented vowel.

Pronouns

Pronouns in Spanish are either masculine or feminine. The *you* pronoun has two forms: familiar and formal.
Singular forms
I—yo
You—tú (familiar)

You—usted (formal); abbreviated Ud. *or* Vd.
He—él
She—ella

Plural forms
We—nosotros (masculine)
We—nosotras (feminine)
You—ustedes (familiar, masculine)
You—ustedes (familiar, feminine)
You—ustedes (formal); abbreviated Uds. *or* Vds.
They—ellos (masculine)
They—ellas (feminine)

Articles and adjectives

The articles *the, a,* and *an* and the adjectives *this, that, these,* and *those* can be either masculine or feminine depending on the gender of the noun they modify. *That* and *those* also have different forms to denote distance.

The
la (feminine, singular)
el (masculine, singular)
las (feminine, plural)
los (masculine, plural)

A, an
un (masculine)
una (feminine)

This
este (masculine)
esta (feminine)

That (near)
ese (masculine)
esa (feminine)

That (far)
aquel (masculine)
aquella (feminine)

These
estos (masculine)
estas (feminine)

Those (near)
esos (masculine)
esas (feminine)

Those (far)
aquellos (masculine)
aquellas (feminine)

Possessives

Like the pronouns, the possessives used in Spanish are masculine or feminine and singular or plural. *Your* also has two forms: familiar and formal.

Singular forms
My—mi

Your—tu (familiar)
Your—su (masculine, familiar)
Your—su (feminine, familiar)
Your—su (formal)
His—su
Her—su
Our—nuestro (masculine)
Our—nuestra (feminine)
Their—su

Plural forms

My—mis
Your—tus (familiar)
Your—sus (masculine, familiar)
Your—sus (feminine, familiar)
Your—sus (formal)
His—sus
Her—sus
Our—nuestros (masculine)
Our—nuestras (feminine)
Their—sus

Contractions

Two contractions are used in Spanish:

to the—use *al*
of the—use *del*

Prefixes and suffixes

Special prefixes and suffixes may be added to Spanish words to denote certain things.

To denote the opposite meaning of the original word, add *des-* to the beginning of the word.

To denote the diminutive, such as slight or less, use *-ito, ita*.

To denote the augmentative, such as very, use *-ísimo, -ísima*.

To denote an adverb ending in -LY, add *-mente* to the feminine form of the adjective.

To denote a noun ending in -TY, such as in quantity or faculty, use *-dad* or *-tad*.

To denote the location where something is made or sold, add *-éria* to the end of the word.

To denote the person who makes or sells the object, add *-ero* or *-era* to the end of the word.

Comparisons

When comparing things, use *que*. When comparing quantities, use *de*.

Spelling

Note that four letters in the Spanish alphabet are not included in the English alphabet: ñ, ch, ll, rr. The last three double letters cannot be hyphenated.

Stress and written accent marks

For most Spanish words, **stress** can be predicted based on the written form of the word.

- If a word ends in a **vowel**, **n,** or **s,** stress normally falls on the next-to-last syllable:
  fuma nece**si**ta ejer**ci**cio be**bi**das **u**san cer**ve**za
- If a word ends in a consonant other than **n** or **s,** stress normally falls on the last syllable:
  us**ted** doc**tor** do**lor** dificul**tad** intesti**nal** tra**gar**
- Any exception to these two rules will have a **written accent mark** on the stressed syllable:
  fácil ca**fé** evacua**ción** a**quí** anti**sép**tico
- When one-syllable words have accents, it's to distinguish them from other words that sound alike:
  él (he) **el** (the) **sí** (yes) **si** (if) **tú** (you, familiar form) **tu** (your)
- Interrogative and exclamatory words have a written accent on the stressed vowel:
  ¿qué? (what) **¿quién?** (who) **¿dónde?** (where) **¿cuándo?** (when) **¡cómo no!** (of course)

2

Commonly used terms and phrases

Greetings and introductions

Hello	¡Hola!
Good morning	Buenos días
Good afternoon	Buenas tardes
Good evening	Buenas noches
Come in please.	Pase Ud. por favor.
My name is _________.	Me llamo_____________.
Who is the patient?	¿Quién es el (la) paciente?
What is your name?	¿Cómo se llama Ud.?
It's nice to meet you.	Mucho gusto en conocerle.
How are you?	¿Cómo está Ud.?
I need you to sign this form.	Necesito que Ud. firme este formulario.
Please	Por favor
Thank you	Gracias
Yes	Sí
No	No
Maybe	Quizás *or* Tal vez
Sometimes	A veces
Never	Nunca
Always	Siempre
Date	Fecha
Signature	Firma
Good-bye	Hasta luego *or* Adiós

General information

How are you feeling?	¿Cómo se siente Ud?

What time is it?	**¿Qué hora es?**
What day is it?	**¿Qué día es hoy?**
What is the date?	**¿A qué fecha estamos?**
Where are you?	**¿Dónde está Ud.?**
How old are you?	**¿Cuántos años tiene Ud.?**
Did you come alone?	**¿Vino Ud. solo(a)?**
Who brought you?	**¿Quién le trajo?**
Where were you born?	**¿Dónde nació Ud.?**
Where do you live?	**¿Dónde vive Ud.?**
What is your address?	**¿Cuál es su dirección?**
Do you live alone?	**¿Vive Ud. solo(a)?**
Who lives with you?	**¿Quién vive con Ud.?**
– Parents?	– ¿Sus padres?
Mother?	¿Su madre?
Father?	¿Su padre?
– Spouse?	– ¿Su esposo(a)?
– Children?	– ¿Sus hijos?
Son?	¿Su hijo?
Daughter?	¿Su hija?
Grandchildren?	¿Sus nietos?
– Uncle?	– ¿Su tío?
– Aunt?	– ¿Su tía?
– Grandfather?	– ¿Su abuelo?
– Grandmother?	– ¿Su abuela?
– Cousin?	– ¿Su primo(a)?
– Friend?	– ¿Su amigo(a)?
– Other relative?	– ¿Otro pariente?
Are you:	**¿Es Ud.:**
– single?	– ¿soltero(a)?
– married?	– ¿casado(a)?
– divorced?	– ¿divorciado(a)?
– widowed?	– ¿viudo(a)?
– separated?	– ¿(Esta Ud.) separado(a)?
Do you have any children?	**¿Tiene Ud. hijos?**
– How many?	– ¿Cuántos?
Did you go to school?	**¿Asistió Ud. a la escuela?**
– How many grades did you complete?	– ¿Cuántos grados completó Ud.?
– Did you go to college?	– ¿Hizo Ud. estudios universitarios?
What is your religion?	**¿Cuál es su religión?**
– Baptist?	– ¿Bautista?
– Buddhist?	– ¿Budista?

– Catholic?	– ¿Católica?
– Christian Scientist?	– ¿Científico(a) cristiano(a)?
– Congregationalist?	– ¿Miembro de una congregación?
– Episcopalian?	– ¿Episcopal? (Anglicano[a])
– Evangelist?	– ¿Evangelista?
– Hindu?	– ¿Hindú?
– Jehovah's Witness?	– ¿Testigo de Jehová?
– Jewish?	– ¿Judío(a)
– Lutheran?	– ¿Luterano(a)?
– Methodist?	– ¿Metodista?
– Muslim?	– ¿Musulmán (musulmana)?
– Presbyterian?	– ¿Presbiteriano(a)?
– Protestant?	– ¿Protestante?
Do you work outside the home?	**¿Trabaja Ud. fuera de casa?**
– What type of work do you do?	– ¿Qué tipo de trabajo hace?
Accountant?	¿Contador(a)?
Architect?	¿Arquitecto(a)?
Banker?	¿Banquero(a)?
Bus driver?	¿Conductor(a) de camiones?
Businessperson?	¿Persona de negocios?
Computer operator?	¿Operador(a) de computadoras?
Designer?	¿Diseñador(a)?
Doctor?	¿Doctor(a)?
Engineer?	¿Ingeniero(a)?
Factory worker?	¿Obrero(a) en una fábrica?
Farmer?	¿Campesino(a)?
Lawyer?	¿Abogado(a)?
Mechanic?	¿Mecánico?
Salesperson?	¿Vendedor(a)? *or* ¿Dependiente?
Secretary?	¿Secretario(a)?
Student?	¿Estudiante?
Taxi driver?	¿Chofer de taxi?
Teacher?	¿Maestro(a)?
Truck driver?	¿Camionero(a)?
Waiter?	¿Mesero?
Waitress?	¿Mesera?
Where do you work?	**¿Dónde trabaja Ud.?**
Do you have any hobbies?	**¿Tiene Ud. pasatiempos favoritos?**
– Movies?	– ¿Cine?
– Music?	– ¿Música?
– Painting?	– ¿Arte?
– Photography?	– ¿Fotografía?
– Reading?	– ¿Leer?
– Sewing?	– ¿Cocinar?
– Sports?	– ¿Deportes?
Baseball?	¿Béisbol?
Basketball?	¿Baloncesto?

Football?	¿Fútbol americano?
Golf?	¿Golf?
Hockey?	¿Hockey?
Running?	¿Correr?
Soccer?	¿Fútbol?
Tennis?	¿Tenis?
– Theater?	– ¿Teatro?

Days of the week

Monday	**lunes**
Tuesday	**martes**
Wednesday	**miércoles**
Thursday	**jueves**
Friday	**viernes**
Saturday	**sábado**
Sunday	**domingo**

Months of the year

January	**enero**
February	**febrero**
March	**marzo**
April	**abril**
May	**mayo**
June	**junio**
July	**julio**
August	**agosto**
September	**septiembre**
October	**octubre**
November	**noviembre**
December	**diciembre**

Seasons of the year

Spring	**La primavera**
Summer	**El verano**
Fall	**El otoño**
Winter	**El invierno**

Holidays

New Year's Day	El día de Año Nuevo
Valentine's Day	Día de San Valentín o Día de los enamorados
Passover	Pascua de los hebreos
Ash Wednesday	Miércoles de ceniza
Good Friday	Viernes Santo
Easter	Pascua de Resurrección
Memorial Day	Día de conmemoración de los Caídos en batalla
Fourth of July	El cuatro de julio
Labor Day	El día del trabajo
Rosh Hashanah	Rosh Hashanah
Yom Kippur	Yom Kipur
Halloween	Víspera de Todos los Santos
Thanksgiving	Día de acción de gracias
Hanukkah	Hanukkah
Christmas	Día de Navidad
Anniversary	Aniversario
Birthday	Cumpleaños

Cardinal numbers

1	Uno
2	Dos
3	Tres
4	Cuatro
5	Cinco
6	Seis
7	Siete
8	Ocho
9	Nueve
10	Diez
11	Once
12	Doce

13	Trece
14	Catorce
15	Quince
16	(Diez y seis *or)* dieciséis
17	(Diez y siete *or)* diecisiete
18	(Diez y ocho *or)* dieciocho
19	(Diez y nueve *or)* diecinueve
20	Veinte
21	Veintiuno (*or* veinte y uno)
22	Veintidós (*or* veinte y dos)
23	Veintitrés (*or* veinte y tres)
24	Veinticuatro (*or* veinte y cuatro)
25	Veinticinco (*or* veinte y cinco)
30	Treinta
40	Cuarenta
50	Cincuenta
60	Sesenta
70	Setenta
80	Ochenta
90	Noventa
100	Cien
1,000	Mil
10,000	Diez mil
100,000	Cien mil
100,000,000	Cien millones

Ordinal numbers

First	Primero(a)
Second	Segundo(a)
Third	Tercero(a)
Fourth	Cuarto(a)
Fifth	Quinto(a)
Sixth	Sexto(a)

Seventh	Séptimo(a)
Eighth	Octavo(a)
Ninth	Noveno(a)
Tenth	Décimo, diez (*in dates*)
Eleventh	Once
Twelfth	Doce
Thirteenth	Trece

Time expressions

Second	Segundo
Minute	Minuto
Fifteen minutes	Quince minutos
Thirty minutes	Treinta minutos
Hour	Hora
In the morning	Por la mañana
At noon	Al medio día
In the afternoon	Por la tarde
In the evening	Por la noche
At midnight	A medianoche
What time is it?	¿Qué hora es?

Meals

Breakfast	El desayuno
Lunch	El almuerzo
Midafternoon snack	La merienda
Dinner	La cena
Bedtime snack	Aperitivo

Colors

Black	Negro
Blue	Azul
Brown	Café
Gray	Gris
Green	Verde

Orange	Anaranjado *or* color naranja
Pink	Rosado
Purple	Morado
Red	Rojo
White	Blanco
Yellow	Amarillo

Antonyms

Alive/Dead	Vivo/Muerto
Better/Worse	Mejor/Peor
Central/Peripheral	Central/Periférico
Dark/Light	Oscuro/Claro
Fat/Thin	Gordo/Delgado
Flat/Raised	Plano/En relieve
Healthy/Sick	Saludable/Enfermizo
Heavy/Light	Pesado/Ligero
High/Low	Alto/Bajo
Hot/Cold	Caliente/Frío
Large/Small	Grande/Pequeño
Long (length)/Short (length)	Larga (longitud)/Corta (longitud)
Loud/Soft	Fuerte/Suave
Many/Few	Muchos/Pocos
Open/Closed	Abierto/Cerrado
Painful/Painless	Doloroso/Indoloro
Regular/Irregular	Regular/Irregular
Smooth/Rough	Liso/Áspero
Soft/Hard	Blando/Duro
Sweet/Sour	Dulce/Agrio
Symmetric/Asymmetric	Simétrico/Asimétrico
Tall (height)/Short (height)	Alto(estatura)/Bajo (estatura)
Thick/Thin	Grueso/Fino
Weak/Strong	Débil/Fuerte
Wet/Dry	Mojado/Seco

Weights and measures

Centimeter	Centímetro
Circumference	Circunferencia
Cubic centimeter	Centímetro cúbico
Deciliter	Decilitro
Depth	Profundidad
Gram	Gramo
Height	Altitud
Kilogram	Kilo
Length	Longitud
Liter	Litro
Meter	Metro
Microgram	Microgramo
Milligram	Miligramo
Milliliter	Mililitro
Millimeter	Milímetro
Tablespoon	Cucharada
Teaspoon	Cucharadita
Volume	Volumen
Weight	Peso
Width	Ancho

Anatomic terms

Abdomen	Abdomen *or* vientre
Ankle	Tobillo
Arm	Brazo
Back	Espalda
Buttocks	Nalgas
Calf	Pantorrilla
Chest	Pecho
Ear	Oreja
Elbow	Codo
Eye	Ojo

Face	**Cara**
Finger	**Dedo de la mano**
Foot	**Pie**
Groin	**Ingle**
Hair	**Cabello *or* pelo**
Hand	**Mano**
Head	**Cabeza**
Heel	**Talón**
Hip	**Cadera**
Knee	**Rodilla**
Leg	**Pierna**
Lip	**Labio**
Mouth	**Boca**
Neck	**Cuello**
Nose	**Nariz**
Shin	**Espinilla de la pierna**
Shoulder	**Hombro**
Thigh	**Muslo**
Throat	**Garganta**
Toe	**Dedo del pie**
Tongue	**Lengua**
Tooth	**Diente**
Wrist	**Muñeca**

Clothing

Coat	**Abrigo**
Dress	**Vestido**
Hat	**Sombrero**
Pajamas	**Piyamas *or* pijamas**
Robe	**Bata**
Shirt	**Camisa**
Shoes	**Zapatos**
Skirt	**Falda**
Slippers	**Pantuflas**

Socks	Calcetines
Stockings	Medias
Trousers	Pantalones
Underwear	Ropa interior

Hygiene supplies

Blanket	Manta (frazada)
Brush	Cepillo
Comb	Peine
Deodorant	Desodorante
Lotion	Loción
Mouthwash	Enjuague para la boca
Pillow	Almohada
Pillowcase	Funda de almohada
Razor	Navaja de afeitar
Sanitary napkin	Toalla sanitaria
Shampoo	Champú
Shaving cream	Crema de afeitar
Sheet	Sábana
Soap	Jabón
Tampon	Tampón
Toothbrush	Cepillo de dientes
Toothpaste	Pasta de dientes
Towel	Toalla
Washcloth	Toallita de mano
Water	Agua

3

Patient teaching

Hospital admission procedures

As part of the admission process, I will need:	**Como parte del proceso de ingreso, voy a necesitar lo siguiente:**
– a _____ sample.	– una muestra de _____.
– a wound culture.	– un cultivo de su herida.
– to check your _____.	– examinarle la _____.
– to draw some blood.	– extraerle un poco de sangre.
– to examine you.	– tengo que hacerle un reconocimiento.
– to insert an I.V. line.	– le voy a poner una fusión por vía intravenosa.
– to listen to your:	– le voy a escucharle:
heart.	el corazón.
lungs.	los pulmones.
stomach.	el estómago.
– to measure your vital signs.	– para tomarle los signos vitales.
– to take your:	– para tomarle:
temperature.	la temperatura.
blood pressure.	la presión sanguínea.
pulse.	el pulso.
respirations.	la respiración.
– to measure your height and weight.	para medirle su estatura y su peso.

Teaching a patient about a disorder

### Describing the disorder	### Descripción de la enfermedad
The doctor has diagnosed you with _____.	**El doctor le ha hecho el diagnóstico de _____.**
You have a(n):	**Ud. tiene un(a):**
– aneurysm.	– aneurisma.
– blockage.	– obstrucción.
– blood clot.	– coágulo de sangre.
– broken blood vessel.	– ruptura en un vaso sanguíneo.
– damaged or diseased area.	– región dañada o enferma.

- growth or tumor.
- hemorrhage.
- infection.
- muscle spasm.
- narrowing.
- ulcer.

- formación anormal o tumor.
- hemorragia.
- infección.
- espasmo muscular.
- restricción.
- úlcera.

As a result, your _____ is (are):

- not working or functioning properly.
- not working efficiently.
- not working at all.
- working too hard.
- not producing enough _____.
- producing too much _____.
- not receiving an adequate oxygen or blood supply.

En consecuencia, el órgano _____ de su cuerpo o sistema:

- no funciona o no funciona debidamente.
- no funciona eficazmente.
- no funciona para nada.
- funciona con demasiada dificultad.
- no produce suficiente_____.
- produce demasiado _____.
- no recibe una cantidad adecuada de oxígeno o sangre.

Here is some written information about _____ for you to read.

Aquí tiene Ud. información escrita acerca de _____ para que la lea.

We don't know what causes this condition.

No se sabe qué provoca esta afección.

Describing the treatment

Descripción del tratamiento

Treating your condition involves:

- changing your diet.
- exercising.
- having a special procedure done called a(n) __________.
- losing or gaining weight.
- taking medications.
- managing pain.
- undergoing physical therapy.
- having surgery.
- wearing a brace or splint.

El tratamiento de su afección supone:

- cambio de dieta.
- ejercicio.
- que se le haga(n) un(os) procedimientos especial(es) que se llama(n) _____.
- bajar o subir de peso.
- medicamentos.
- dominar el dolor.
- recibir fisioterapia.
- tener cirugía.
- usar una abrazadera o férula.

Preoperative teaching

Preparation for surgery

Preparación para la cirugía

Your doctor has recommended surgery to correct your _____ problem.

Su doctor ha recomendado cirugía para corregir su problema de _____.

The surgeon will discuss the procedure with you and your family.

El cirujano les explicará el procedimiento a Ud. y a su familia.

You may receive a blood transfusion during or after surgery.

Puede dársele una transfusión de sangre durante o después de la cirguía.

You will need to sign a consent form for the blood transfusion.

Ud. tendrá que firmar un consentimiento para la transfusión de sangre.

You will need anesthesia during your surgery.

Ud. necesitará anestesia durante la cirugía.

Anesthesia is used to:

- keep you asleep during surgery.
- eliminate pain.

La anestesia se usa para que Ud.:

- esté dormido(a) durante la cirugía.
- eliminar el dolor.

There are two kinds of anesthesia: local and general.

Hay dos tipos de anestesia: local y general.

Sometimes a combination is used.

A veces se usa una combinación de ambas.

Local anesthesia will numb only a portion of your body.

La anestesia local le adormecerá sólo parte del cuerpo.

During the surgery, you will be:

- awake.
- asleep.

Durante la cirugía, Ud. estará:

- despierto(a).
- dormido(a).

General anesthesia will numb your entire body, including your breathing muscles.

La anestesia general le adormecerá todo el cuerpo, incluso los músculos de la respiración.

Therefore, you will need a breathing tube attached to a respirator to help you breathe.

De manera que Ud. necesitará que se le ponga un tubo respiratorio para que le ayude a respirar.

The anesthesiologist inserts the tube after you are asleep; it will probably be removed before you wake up.

El anestesiólogo le introducirá un tubo después que se duerma, y se lo sacará antes que se despierte.

If you wake up with the tube still in place, it is because the anesthesia has not worn off or you still need assistance to breathe.

Si Ud. se despertara antes de que se le saque el tubo, es porque aún no se ha disipado la anestesia o porque todavía necesita ayuda para respirar.

The night before surgery:

- You will have an I.V. access placed in your arm if you do not already have one.

En la víspera de la cirugía:

- Se le tendrá que poner un acceso intravenosouna introvenosa en el brazo si es que no lalo tiene ya.

- You must not eat or drink anything:
  - after midnight.
  - _____ hour(s) before the test.
- Your _____ will need to be:
  - shaved.
  - cleaned.
  - prepped.
- You will need to drink this solution to empty and clean your bowel.
- You may have a catheter inserted in your bladder.

- No puede Ud. tomar ni beber nada:
  - después de la media-noche.
  - _____ hora(s) antes del análisis.
- Se tendrá que:
  - razurar.
  - limpiar.
  - preparar.
- Ud. tendrá que tomarse esta solución la víspera de que se le haga la cirugía para vaciar y limpiar su intestino.
- Es posible que se le meta un catéter en la vejiga.

Preventing complications after surgery

Cómo evitar complicaciones después de la cirugía

Many patients can develop pneumonia, blood clots, infections, or other complications after surgery.

A muchos(as) pacientes se les puede desarrollar una neumonía, coágulos de sangre, infecciones, u otras complicaciones después de la cirugía.

Here are some ways you can prevent these complications.

Éstas son algunas de las maneras de evitar estas complicaciones.

This is an incentive spirometer.

Esto es un espirómetro de estímulo.

You will use this after surgery to help you take deep breaths.

Ud. usará este aparato después de la cirugía para ayudarle a respirar profundamente.

To use the incentive spirometer:
- Put the mouthpiece into your mouth.
- Inhale or suck air into your mouth.
- Keep this arrow between these two lines as you inhale.
- Attempt to move this arrow up to (number preset by respiratory therapist).

Para usar el espirómetro de estímulo:
- Métase la boquilla en la boca.
- Aspire o trague aire adentro de la boca.
- Mantenga esta flecha entre las dos rayas al aspirar.
- Trate de mover la flecha hasta el (número programado por el (la) terapeuta de la respiración).

In addition to medications, there are other ways to alleviate pain.

Además del medicamento, hay otros modos de aminorar el dolor.

Splinting can help reduce pain with moving and coughing.

El entablillador puede aminorar el dolor al moverse o al toser.

This is how to splint:
- Take a pillow or large blanket and hold it firmly against your incision.
- Hug or squeeze it tightly and push into your incision as you move or cough.

Así se entablilla:
- Coja una almohada o manta grande y dóblela sujetándola fuertemente contra la incisión.
- Apriétela o sosténgala fuertemente y empújela contra la incisión al moverse o al toser.

Focus on things like reading, meditation, television, or other activities to keep your mind off of your pain.

Fije Ud. su atención en leer, meditar, en la televisión, u otras actividades para poder distraer/mantener su atención lejos del dolor que Ud. tenga.

Ask for pain medication about a half-hour before you do any major activities.

Pida Ud. un medicamento contra el dolor aproximadamente media hora antes de cualquier actividad de importancia.

If the pain prevents you from moving, breathing, or coughing, you should ask for more pain medication.

Si a Ud. el dolor no le permite moverse, respirar o toser, Ud. debiera pedir que se le dé más medicamento para el dolor.

You should be comfortable.

Ud. debe estar confortable/ cómodo(a).

After surgery, it will be very important to:
- move.
- walk.
- sit up.
- take frequent deep breaths.
- cough.

Después de la cirugía es importante que Ud.:
- se mueva.
- camine.
- se incorpore/se sientasiente.
- respire profundamente con frecuencia.
- tosa.

Take about 10 deep breaths every hour.

Respire Ud. a fondo diez veces cada hora.

The morning of the surgery

En la mañana de la cirugía

You will receive a special preoperative medication by injection or through your I.V. access.

A Ud. se le dará un medicamento especial preoperatorio por medio de una inyección o unapor via intravenosa (I.V.).

You will need to urinate before we give you the preoperative medication.

Ud. tendrá que orinar antes de que se le dé el medicamento preoperatorio.

The preoperative medication will:
- relax you.
- make you feel drowsy.
- give you a dry mouth.
- make your vision a little blurry.
- make you feel a little lightheaded.

El medicamento preoperatorio le:
- hará relajarse.
- hará sentirse soñoliento(a).
- hará que la boca se le sienta seca.
- tendrá la vista borrosa.
- hará sentirse un poco mareado(a) o confundido(a).

We will withhold all of your medications.

Se le retendrán todos sus medicamentos.

You will take only your __________ medication with a sip of water.

Únicamente tomará Ud. su medicamento __________ con un sorbo de agua.

We will give you fluids through your I.V. access.

Se le darán líquidos por vía intravenosa (I.V.).

You may have clear liquids or sips of water.

Ud. puede tomar líquidos claros o sorbos de agua.

Postoperative teaching

After surgery

Después de la cirugía

You will wake up in the post-anesthesia recovery area (PACU).

Ud. despertará en la sala de postoperatorio (PACU).

You will remain in the PACU for about an hour or until your vital signs are stable, you are awake, and you are breathing on your own.

Ud. permanecerá en la sala de PACU por aproximadamente una hora o hasta que sus signos vitales se normalicen, Ud. haya despertado, y respire por su propia cuenta.

You may be receiving oxygen administered through:
- nasal cannula.
- a mask over your nose and mouth.

Ud. puede tener oxígeno que se le aplica por:
- una cánula nasal.
- una máscara sobre la nariz y la boca.

You may have a tube, catheter, or other equipment. (See Appendix B for a list of postoperative tubes, catheters, and equipment.)

Ud. puede tener un tubo, un catéter, o otro aparato. (Véase el apéndice B para una lista de tubos, catéteres, y equipo postoperatorio.)

When you wake up, it is common to feel:
- pain.
- nausea.

Cuando Ud. despierte, es normal que sienta:
- dolor.
- náuseas.

- dry mouth.
- sore in the throat.
- groggy.
- sleepy.
- uncomfortable.

- la boca seca.
- dolor de garganta.
- mareado(a).
- soñoliento(a).
- incómodo(a).

Ask the nurse to give you medication for:
- nausea.
- pain.

Pídale a la enfermera que le dé a Ud. medicamentos para:
- las náuseas.
- el dolor.

The nurse will closely monitor your vital signs.

La enfermera observará cuidadosamente sus signos vitales.

If the doctor wants to monitor you more closely, you may go to the intensive care unit.

Si el doctor quiere observar sus signos vitales más detalladamente, Ud. irá a la unidad de vigilancia terapia intensiva.

Medication teaching phrases

Introductory statements

Informe preliminar

I would like to give you:
- an injection.
- an I.V. medication.
- a liquid medication.
- a medicated cream or powder.
- a medication through your epidural catheter.
- a medication through your rectum.
- a medication through your _____ tube.
- a medication under your tongue.
- your pill(s).
- a suppository.

Quisiera darle a Ud. un(a):
- inyección.
- medicamento por vía intravenosa.
- medicamento en forma líquida.
- medicamento en pomada o polvo.
- medicamento por el catéter epidural.
- medicamento por el recto.
- medicamento por su _____ tubo.
- medicamento debajo de la lengua.
- su(s) píldora(s).
- supositorio.

This is how you take this medication.

Así se toma este medicamento.

If you can't swallow this pill, I can crush it and mix it in some:
- applesauce.
- pudding.
- yogurt.
- liquid.

Si Ud. no se puede tragar esta píldora, puedo aplastarla y mezclarla en:
- puré de manzana.
- pudín.
- yogur.
- un líquido.

If you can't swallow this pill, I can get it in another form.

Si Ud. no se puede tragar esta píldora, puede obtenerla en otra forma.

If you can't swallow a pill, you can crush it and mix it in soft food.

Si Ud. no se puede tragar la píldora, la puede moler y mezclarla en un alimento blando.

I need to mix this medication in juice or water.

Tengo que mezclar este medicamento en jugo (zumo) o agua.

I need to give you this injection in your:
- abdomen.
- buttocks.
- hip.
- outer arm.
- thigh.

Tengo que ponerle esta inyección:
- en el abdomen.
- en las nalgas.
- en la cadera.
- en el brazo.
- en el muslo.

I need to give you this medication I.V.

Tengo que darle este medicamento por vía intravenosa (I.V.).

Place it under your tongue.

Póngaselo debajo de la lengua.

You should feel some burning when it is under your tongue.

Ud. debiera sentir un ardor cuando se lo pone debajo de la lengua.

This indicates that it is working.

Esto indica que está tomando efecto.

Some medications are coated with a special substance to protect your stomach from getting upset.

Algunos medicamentos están cubiertos con una sustancia especial para protegerle contra un trastorno estomacal.

Do not chew:
- enteric-coated pills.
- long-acting pills.
- capsules.
- sublingual medication.

No masque Ud.:
- píldoras con recubrimiento entérico.
- píldoras de efecto prolongado.
- cápsulas.
- medicamentos sublinguales.

Ask your doctor or pharmacist whether you can:
- mix your medication with food or fluids.
- take your medication with or without food.

Pregúntele Ud. a su doctor o farmacéutico si debiera:
- mezclar su medicamento con un alimento o con líquidos.
- tomar su medicamento con o sin alimento.

You need to take your medication:
- after meals.
- before meals.

Ud. tiene que tomarse el medicamento:
- después de las comidas.
- antes de las comidas.

- on an empty stomach.
- with meals or food.

- con el estómago vacío.
- con las comidas o con un alimento.

Skipping doses

Si se saltea (omite) una dosis

If you skip or miss a dose:

- Take it as soon as you remember it.
- Wait until the next dose.
- Call the doctor if you are not sure.
- Do not take an extra dose.

Si Ud. omite o se saltea una dosis:

- Tómesela en cuanto se acuerde.
- Espérese hasta la siguiente dosis.
- Llame al doctor si Ud. no está seguro(a).
- No se tome una dosis extra.

Adverse effects

Efectos adversos

Some common adverse effects of _____ are:

- constipation
- diarrhea
- difficulty sleeping
- dry mouth
- fatigue
- headache
- itching
- light-headedness
- nausea
- poor appetite
- rash
- upset stomach
- weight loss or gain
- frequent urination.

Unos efectos adversos comunes a _____ son:

- estreñimiento
- diarrea
- dificultad en dormir
- boca seca
- fatiga
- dolor de cabeza
- comezón (picazón)
- mareo
- náuseas
- poco apetito
- erupción
- trastorno estomacal
- perdida o aumento de peso
- orinar con frecuencia.

These adverse effects:

- will go away after your body gets used to the medication.
- may persist as long as you take the medication.

Estos efectos adversos:

- desaparecerán una vez que su cuerpo se acostumbre al medicamento.
- puede continuar mientras Ud. tome el medicamento.

If they bother you, speak to your doctor about changing your medication.

Si le molestan a Ud., hable con su doctor acerca de que le cambie el medicamento.

If you have an adverse reaction to your medication, call your doctor right away.

Si Ud. tiene una reacción adversa a su medicamento, llame a su doctor inmediatamente.

Other concerns

Tell your doctor if you are pregnant or breast-feeding.

While you are taking this medication, ask your doctor if:

- you can safely take other over-the-counter medications.
- you can drink alcoholic beverages.
- your medications interact with each other.

Otras preocupaciones

Dígale a su doctor si Ud. está embarazada o si amamanta.

Mientras Ud. tome este medicamento, pregúntele a su doctor si:

- puede tomar otros medicamentos que no necesitan receta.
- puede tomar bebidas alcohólicas.
- sus medicamentos interactúan uno con el otro.

Storing medication

You should keep your medication:

- in a cool, dry place.
- in the refrigerator.

Do not keep your medication:

- in a warm place or near heat.
- in the sun.
- in your pocket.
- in the bathroom medicine cabinet.

Cómo guardar los medicamentos

Ud. debiera guardar sus medicamentos:

- en un lugar fresco, seco.
- en el refrigerador.

No guarde Ud. su medicamento:

- en un lugar caliente ni cerca de la calefacción.
- en el sol.
- en su bolsillo.
- en el botiquín del baño.

Diabetic teaching

Insulin preparation and administration

The doctor has ordered insulin for you.

To draw up insulin, follow these steps:

- Wipe the rubber top of the insulin bottle with alcohol.
- Remove the needle cap.
- Pull out the plunger until the end of the plunger in the barrel aligns with the number of units of insulin that you need.

Cómo preparar y administrar la insulina

El doctor ha recetado insulina para Ud.

Para extraer la insulina, siga los siguientes pasos:

- Limpie la tapa de hule (goma) de la botella de la insulina con alcohol.
- Quítele el capuchón a la aguja.
- Saque el émbolo hasta que el otro extremo del émbolo en la cuba esté al nivel de la dosis de insulina (número de unidades) que Ud. necesita.

- Push the needle through the rubber top of the insulin bottle.
- Inject the air into the bottle.
- Without removing the needle from the bottle, turn it upside down.
- Withdraw the plunger until the end of the plunger aligns with the number of units you need.
- Gently pull the needle out of the bottle.

- Empuje la aguja por la tapa de hule (goma) de la botella de insulina.
- Inyecte el aire dentro de la botella.
- Sin sacar la aguja de la botella, póngala al revés.
- Retire el émbolo hasta que llegue la insulina al número de unidades que Ud. necesita.
- Retire Ud. la aguja de la botella suavemente.

To mix insulin, follow these steps:

- Wipe the rubber tops of the insulin bottles with alcohol.
- Gently roll the cloudy insulin between your palms.
- Remove the needle cap.
- Pull out the plunger until the end of the plunger in the barrel aligns with the number of units of NPH or Lente insulin that you need.
- Push the needle through the rubber top of the cloudy insulin bottle.
- Inject the air into the bottle.
- Remove the needle.
- Pull out the plunger until the end of the plunger in the barrel aligns with the number of units of clear regular insulin that you need.
- Push the needle through the rubber top of the clear insulin bottle.
- Inject the air into the bottle.
- Without removing the needle, turn the bottle upside down.

Para mezclar la insulina siga los siguientes pasos:

- Limpie la tapa de hule (goma) de las botellas de insulina con alcohol.
- Suavemente mueva la insulina turbia entre las palmas de la mano.
- Retire el capuchón de la aguja.
- Saque el émbolo hasta que el otro extremo del émbolo en el barril esté al nivel con la dosis de insulina turbia (NPH o insulina Lente) (número de unidades) que Ud. necesita.
- Empuje la aguja por la tapa de goma (hule) de la botella de insulina turbia.
- Inyecte el aire dentro de la botella.
- Saque la aguja.
- Retire el émbolo hasta que el otro extremo del émbolo en el barril esté al nivel con la dosis de insulina clara (regular) (número de unidades) que Ud. necesita.
- Empuje Ud. la aguja por la tapa de goma de la botella de insulina clara.
- Inyecte el aire dentro de la botella.
- Sin sacar la aguja, vuelva la botella al revés.

- Withdraw the plunger until it aligns with the number of units of clear regular insulin that you need.
- Gently pull the needle out of the bottle.
- Push the needle into the cloudy (NPH or Lente) insulin without injecting it into the bottle.
- Withdraw the plunger until you reach your total dosage of insulin in units (regular combined with NPH or Lente).
- We will practice again.

- Retire el émbolo hasta que llegue a la dosis de insulina (regular) clara (número de unidades) que Ud. necesita.
- Suavemente saque Ud. la aguja de la botella.
- Empuje la aguja en la insulina turbia (NPH o insulina Lente) sin inyectarla dentro de la botella.
- Retire el émbolo hasta que llegue a su dosis total de insulina en unidades (regular y NPH/ Lente combinadas).
- Practicaremos juntos(as) otra vez.

Using a blood glucose monitor

The doctor wants you to measure your blood glucose level at home.

This is done by using a special machine called a blood glucose monitor.

To operate the blood glucose monitor, follow these steps:
- Turn the machine on.
- Wash your hands with soap and water.
- Take a strip and insert it into the monitor.
- Prick your finger with the lancet.
- Place a drop of blood onto the strip on the designated area on the strip.
- The machine will count for _____ seconds.
- You can read your blood glucose number here.
- If the number is high:
  call your doctor.
  follow his or her directions.
- If it is low:
  drink some orange juice.
  eat a carbohydrate.
  call your doctor.

El uso del monitor de glucosa en la sangre

El doctor quiere que Ud. mida en casa la azucarel azúcar que tiene en la sangre.

Esto se hace por medio de un aparato especial que se llama monitor de glucosa en la sangre.

Éstas son las medidas que se toman para usar el monitor:
- Conecte Ud. el aparato.
- Lávese las manos con jabón y agua.
- Coja Ud. una banda y métala en el monitor.
- Pínchese el dedo con la lanceta.
- Ponga una gota de sangre en la banda en el lugar que se indica.
- El aparato contará por _____ de segundos.
- Aquí puede Ud. leer el número de glucosa en la sangre.
- Si indica un número alto:
  llame Ud. a su doctor.
  siga sus instrucciones.
- Si indica "baja":
  tome jugo (zumo) de naranja.
  coma alimentos con carbohidratos.
  llame a su doctor.

Symptoms of hypoglycemia and hyperglycemia

Do you know the symptoms of low blood glucose?

Signs and symptoms of low blood glucose are:

- shakiness
- nervousness
- hunger
- nausea
- light-headedness
- confusion.

If you have signs or symptoms of low blood glucose:

- Check your blood glucose level.
- Drink some orange juice.
- Call your doctor. He or she may want to adjust your medication dosage.

Signs and symptoms of high blood glucose are:

- thirst
- sleepiness
- frequent urination
- fruity smell to breath.

If you have signs or symptoms of high blood glucose:

- Check your blood glucose level.
- Call your doctor.

Síntomas de hipoglucemia e hiperglucemia

¿Sabe Ud. cuáles son los síntomas de disminución de la tasa de azúcar en la sangre?

Los síntomas de disminución de la tasa de azúcar en la sangre son:

- inestabilidad
- nerviosidad
- hambre
- náuseas
- mareo
- desorientación.

Si Ud. tiene síntomas de disminución de azúcar en la sangre:

- Confirme la tasa de azucar azúcar en la sangre.
- Beba algo de jugo (zumo) de naranja.
- Llame a su doctor. Es posible que él/ella quiera modificar su dosis de medicamento.

Síntomas de aumento excesivo de azúcar en la sangre:

- sed
- somnolencia
- orinar con frecuencia
- un olor de fruta en el aliento.

Si Ud. tiene síntomas de aumento excesivo de azúcar en la sangre:

- Confirme la tasa de azúcar en la sangre.
- Llame a su doctor.

Teaching a patient to do a procedure

Your doctor wants you to learn how to:

- catheterize yourself.
- change your dressing.
- check your blood pressure.
- check your pulse.

Cómo instruir al paciente para que haga un procedimiento

Su doctor quiere que Ud. sepa como:

- introducirse un catéter.
- cambiar su vendaje.
- medir su presión sanguínea.
- tomarse el pulso.

- clean and replace your ostomy pouch.
- clean your wound.
- draw up and mix your insulin.
- flush your:
  catheter.
  tube.
- give yourself an injection.
- monitor your blood glucose level.
- suction yourself through your tracheostomy.

- limpiar y cambiar su saco de ostomía.
- limpiarse la herida.
- sacar y mezclar su insulina.
- lavar con agua su:
  catéter.
  tubo.
- inyectarse.
- chequeo del azucar azúcar en la sangre.
- aspirarse inspirar (por su traqueotomía).

Let me show you how to do it.

Permítame enseñarle cómo hacerlo.

Let's practice together.

Vamos a ensayar junto(a)s.

I want you to do it yourself.

Quiero que Ud. lo haga por sí solo(a).

I will watch to make sure you can do it correctly.

Le observaré para estar seguro(a) de que Ud. lo puede hacer por sí solo(a).

Let me know if you have trouble:
- handling the equipment.
- seeing the directions.
- understanding the directions.

Dígame si Ud. tiene dificultad en:
- manejar el aparato.
- ver las instrucciones.
- comprender las instrucciones.

Other discharge teaching

Teaching a patient to give a subcutaneous injection

Cómo enseñarle al (a la) paciente paciente a ponerse una inyección subcutanea

To give yourself an injection, follow these steps:
- Draw up the medication.
- Replace the cap carefully.
- Decide where you are going to give the injection.
- Clean the skin area with alcohol.
- Gently pinch up a little skin over the area.
- Using a dartlike motion, stab the needle into your skin.

Así es como uno se pone una inyección a sí mismo(a):
- Saque el medicamento.
- Coloque de nuevo la tapa con cuidado.
- Decida Ud. dónde va a ponerse la inyección.
- Limpie el área de la piel con alcohol.
- Suavemente pellizque un poco de piel sobre el área.
- Con un movimiento rápido, penetre la aguja en su piel.

- Gently pull back on the plunger to see if there is any blood in the syringe.
- Steadily push the medication into your skin.
- Pull the needle out.
- Apply gentle pressure with the alcohol wipe
- Dispose of the needle in a proper receptacle.

- Con cuidado retire el émbolo para ver si hay sangre en la jeringa.
- Constantemente empuje el medicamento dentro de su piel.
- Saque la aguja.
- Ejerza presión suavemente con un limpión de alcohol.
- Deshágase de la aguja en un recipiente apropiado.

4

Common diagnostic tests, therapies, and treatments

General therapies and treatments

Instructions	Instrucciones
Bend over backward.	Inclínese Ud. hacia atrás.
Bend over forward.	Inclínese Ud. hacia adelante.
Don't talk.	No hable Ud.
Lean backward.	Recuéstese Ud.
Lean forward.	Inclínese Ud. hacia adelante.
Lie down.	Acuéstese Ud.
Lie on your back.	Acuéstese Ud. boca arriba.
Lie on your: – left side. – right side.	Acuéstese Ud. de: – lado izquierdo. – lado derecho.
Lie on your stomach.	Acuéstese Ud. boca abajo.
Roll over.	Dé Ud. una vuelta.
Say AAHH.	Diga Ud. AAAA.
Sit down.	Siéntese Ud.
Sit up.	Enderécese Ud.
Stand up.	Póngase Ud. de pie.
Turn to the side.	Voltéese Ud. hacia un lado.
Whisper.	Murmure Ud.

Examinations	Reconocimientos
I'm going to examine your: – skin. hair. nails. – head and neck. head. nose. mouth.	Le voy a reconocer: – la piel. el cabello. las uñas. – la cabeza y el cuello. la cabeza. la nariz. la boca.

throat.	la garganta.
neck.	el cuello.
– eyes.	– los ojos.
– ears.	– las orejas.
– respiratory system.	– el sistema respiratorio.
chest.	el pecho.
lungs.	los pulmones.
– cardiovascular system.	– el sistema cardiovascular.
heart.	el corazón.
pulses.	el pulso.
– gastrointestinal system.	– el sistema gastrointestinal.
abdomen.	el abdomen.
rectum.	el recto.
– urinary system.	– el sistema urinario.
bladder.	la vejiga.
kidneys.	los riñones.
– reproductive system.	– el sistema reproductor.
breasts.	las mamas *or* los senos .
pelvis.	la pelvis.
penis.	el pene.
testicles.	los testículos.
– nervous system.	– el sistema nervioso.
reflexes.	los reflejos.
– musculoskeletal system.	– el sistema músculo-esquelético.
arms.	los brazos.
legs.	las piernas.
– immune system.	– el sistema inmunológico.
– endocrine system.	– el sistema endocrino.
I'm going to take your vital signs.	**Voy a tomarle a Ud. los signos vitales.**
– Blood pressure	– La presión sanguínea
– Pulse	– El pulso
– Respirations	– La respiración
– Temperature	– La temperatura
I'm going to take a blood sample.	**Voy a tomarle a Ud. una muestra de sangre.**
You need to provide a urine specimen.	**Tiene Ud. que darnos un espécimen de orina.**
I'm going to inspect your _____.	**Le voy a inspeccionar_____.**
I'm going to auscultate your _____.	**Le voy a auscultar_____.**
I'm going to palpate your _____.	**Le voy a palpar_____.**
I'm going to percuss your _____.	**Le voy a percutir_____.**

Are you comfortable?	**¿Está Ud. confortable?**
Does this hurt? – Where does it hurt?	**¿Le duele a Ud. esto?** – ¿Dónde le duele a Ud.?

Equipment

Measuring tape	**Cinta para medir**
Ophthalmoscope	**Oftalmoscopio**
Otoscope	**Otoscopio**
Penlight	**Linterna de bolsillo**
Scale	**Báscula (balanza)**
Sphygmomanometer	**Esfigmomanómetro**
Stethoscope	**Estetoscopio**
Syringe	**Jeringa**
Thermometer	**Termómetro**
Tongue blade	**Depresor de lengua**
Tuning fork	**Diapasón**
Vaginal speculum	**Espéculo para la vagina**
Visual acuity chart	**Gráfica de la acuidad visual**

Diagnostic tests

General laboratory tests	Análisis de laboratorio en general
Biopsy	**Biopsia**
Blood test	**Análisis de la sangre**
Blood culture	**Cultivo sanguíneo**
Computed tomography	**Tomografía computerizada**
Endoscopy	**Endoscopia**
Magnetic resonance imaging	**Formación de imágenes por resonancia magnética**
Ultrasound	**Ultrasonido**
X-ray	**Radiografías**

Head and neck	La cabeza y el cuello
Neck X-ray	**Radiografías del cuello**
Nose culture	**Cultivo de la nariz**

Skull X-ray	**Radiografías del cráneo**
Throat culture	**Cultivo de la garganta**
Eyes	**Los ojos**
Glaucoma test	**Examen de glaucoma**
Vision test	**Examen de la vista**
Ears	**Las orejas**
Hearing test	**Examen de la audición**
Respiratory system	**El sistema respiratorio**
Arterial blood gases	**Gases de la sangre arterial**
Bronchoscopy	**Broncoscopia**
Chest X-ray	**Radiografías del tórax**
Lung scan	**Visualización del pulmón por ecos de ultrasonidos**
Pulmonary function tests	**Reconocimiento de la función pulmonar**
Pulse oximetry	**Oximetría del pulso**
Cardiovascular system	**El sistema cardiovascular**
Arteriogram	**Arteriograma**
Blood test for:	**Análisis de la sangre para:**
- Cardiac enzymes	- Encimas cardiacas
- Cholesterol	- Colesterol
- Partial thromboplastin time	- Tiempo de tromboplastina parcial
- Prothrombin time	- Tiempo de protrombina
- Triglycerides	- Triglicéridos
Cardiac catheterization	**Cateterismo cardiaco**
Electrocardiogram	**Electrocardiograma**
Holter monitor	**Monitor Holter**
Stress test	**Examen de estrés**
Venogram	**Venograma**
Gastrointestinal system	**Sistema gastrointestinal**
Abdominal ultrasound	**Ultrasonido abdominal**
Barium enema	**Enema de bario**
Barium swallow	**Tragar bario**
Blood test for:	**Análisis de la sangre para:**

- Amylase - Liver enzymes	- Amilasa - Enzimas del hígado
Cholangiogram	**Colangiograma**
Cholecystogram	**Colecistograma**
Colonoscopy	**Colonoscopia**
Gastric analysis	**Análisis gástrico**
Gastroscopy	**Gastroscopia**
Liver biopsy	**Biopsia del hígado**
Sigmoidoscopy	**Sigmoidoscopia**
Spleen scan	**Visualización del bazo por ecos de ultrasonidos**
Stool culture	**Cultivo de la defecación**
Upper GI series	**Serie gastrointestinal superior**

Urinary system / Sistema urinario

Blood test for: - Blood urea nitrogen (BUN) - Creatinine - Electrolytes	**Análisis de la sangre para:** - Nitrógeno y urea sanguínea - Creatinina - Electrólitos
Cystoscopy	**Cistoscopia**
Excretory urography	**Urografía del sistema excretor**
Renal biopsy	**Cultivo renal**
Retrograde pyelogram	**Pielograma retrógrado**
Urinalysis	**Urinálisis**
Urine culture	**Cultivo de la orina**

Reproductive system / Sistema reproductivo

Breast biopsy	**Biopsia de la mama**
Breast examination	**Reconocimiento de los senos**
Cervical biopsy	**Biopsia cervical**
Mammogram	**Mamograma**
Papanicolaou (Pap) test	**Método de Papanicolau**
Pelvic examination	**Reconocimiento pélvico**
Pregnancy test	**Análisis de embarazo**
Prostate examination	**Reconocimiento de la próstata**
Prostatic biopsy	**Biopsia de la próstata**
Rectal examination	**Reconocimiento del recto**

Semen analysis	**Análisis del semen**
Vaginal culture	**Cultivo vaginal**

Nervous system / El sistema nervioso

Brain scan	**Visualización del cerebro por ecos de ultrasonidos**
Cerebral arteriogram	**Arteriograma cerebral**
Computed tomography (CT) scan of the brain	**Tomografía computerizada (TC) visualización del cerebro**
Electroencephalogram (EEG)	**Electroencefalograma**
Lumbar puncture	**Punción lumbar**
Myelogram	**Mielograma**

Musculoskeletal system / El sistema músculo-esquelético

Arthroscopy	**Artroscopia**
Bone biopsy	**Biopsia del hueso**
Electromyogram	**Electromiograma**
Muscle biopsy	**Biopsia del músculo**
X-ray of:	**Radiografías de:**
– Ankle	– El tobillo
– Arm	– El brazo
– Back	– La espalda
– Elbow	– El codo
– Foot	– El pie
– Hand	– La mano
– Hip	– La cadera
– Knee	– La rodilla
– Leg	– La pierna
– Shoulder	– El hombro
– Wrist	– La muñeca

Immune system and blood / El sistema inmunológico y la sangre

Allergy tests	**Análisis de alergia**
Blood test for:	**Análisis de la sangre para:**
– Blood cell count	– Recuento sanguíneo
Differential blood cell count	Recuento diferencial de las células sanguíneas
Red blood cell count	Recuento de los glóbulos rojos de la sangre
White blood cell count	Recuento de los glóbulos blancos de la sangre

- Clotting times
- Hematocrit
- Hemoglobin
- Hepatitis B
- Human immunodeficiency virus (HIV)
- Platelet count

- El tiempo de coagulación
- Hematocrito
- El nivel de hemoglobina
- Hepatitis tipo B
- Virus de inmunodeficiencia humana (VIH)
- Recuento de plaquetas

Bone marrow biopsy

Biopsia de la médula ósea del hueso

Endocrine system

Analysis of:
- Adrenal function
- Ovarian function
- Parathyroid function
- Pancreatic function
- Pituitary function
- Testicular function
- Thyroid function

Blood test for:
- Serum calcium level
- Serum glucose level
  - Fasting glucose level
  - Glucose tolerance
  - Glycosylated hemoglobin level
  - 2-hour postprandial glucose level
- Serum hormone levels
- Serum phosphorus concentration

Sistema endocrino

Análisis de:
- La función adrenal
- La función ovárica
- La función paratiroidea
- La función pancreática
- La función de la pituitaria
- La función testicular
- La función de la tiroides

Análisis sanguíneo para:
- Suero del nivel de calcio
- Suero del nivel de glucosa
  - El nivel de glucosa en abstención
  - Tolerancia de glucosa
  - El nivel de hemoglobina glucosilatada
  - El nivel de glucosa 2-horas posprandial

Niveles del suero de hormonas

Suero de fósforo

Specialists

Anesthesiologist	**Anestesista**
Cardiologist	**Cardiólogo**
Dermatologist	**Dermatólogo**
Endocrinologist	**Endocrinólogo**
Gastroenterologist	**Gastroenterólogo**
Gynecologist	**Ginecólogo**
Hematologist	**Hematólogo**
Internist	**Internista**
Nephrologist	**Nefrólogo**

Neurologist	Neurólogo
Nutritionist	Nutricionista
Obstetrician	Obstetra
Oncologist	Oncólogo
Ophthalmologist	Oftalmólogo
Orthopedist	Ortopedista
Otolaryngologist	Otorrinonaringólogo
Pediatrician	Pedriatra
Pneumonologist	Neumonólogo
Psychiatrist	Psiquiatra
Psychologist	Psicólogo
Radiologist	Radiólogo
Surgeon	Cirujano

Drug therapy

Routes	Vías
Intradermal	Intradérmica
Intramuscular	Intramuscular
Intravenous	Intravenosa
Oral	Oral
Rectal	Rectal
Subcutaneous	Subcutánea
Topical	Tópica
Vaginal	Vaginal

Preparations	Preparaciones
Capsule	Cápsula
Cream	Pomada
Drops	Gotas
Elixir	Elixir
Injection	Inyección
Inhaler	Inhalador
Lotion	Loción
Lozenge	Pastilla

Powder	Polvo
Spray	Atomizador
Suppository	Supositorio
Suspension	Suspensión
Syrup	Jarabe
Tablet	Tableta
Frequency	**Frecuencia**
Once daily	Una vez al día
Twice daily	Dos veces al día
Three times daily	Tres veces al día
Four times daily	Cuatro veces al día
In the morning	Por la mañana
With meals	Con las comidas
Before meals	Antes de las comidas
After meals	Después de las comidas
Before bedtime	Antes de acostarse
When you have_____	Cuando Ud. tome_____
Only when you need it	Sólo cuando lo necesite
Every four hours	Cada cuatro horas
Every six hours	Cada seis horas
Every eight hours	Cada ocho horas
Storage	**Almacenamiento**
At room temperature	Temperatura ambiente
In the refrigerator	En el refrigerador
Out of direct sunlight	Fuera de la luz del sol
In a dry place	En un lugar seco
Away from heat	Lejos de la calefacción
Away from children	Lejos del alcance de los niños

5

Medical equipment and supplies

Assistive devices

Cane

You'll need to walk with a cane.

- Hold the cane on your unaffected side.
- Hold the cane close to your body to prevent leaning.
- Move the cane and the involved leg simultaneously.

Bastón

Ud. necesitará andar con bastón.

- Sostenga el bastón del lado no afectado.
- Sostenga el bastón cerca del cuerpo para evitar inclinarse.
- Mueva Ud. el bastón y la pierna afectada simultáneamente.

Walker

You'll need to use a walker.

- Hold the handgrips firmly and equally.
- Advance the walker 6 to 8 inches.
- Step forward with the involved leg and follow with the uninvolved leg.
- Support yourself on your arms.
- Take equal strides.

Andador

Ud. necesitará usar un andador.

- Sostenga Ud. las manijas firmemente y de modo parejo.
- Adelante el andador de seis a ocho pulgadas.
- Dé un paso con la pierna afectada primero y después con la pierna no afectada.
- Apóyese Ud. en los brazos.
- Dé Ud. pasos iguales.

Cardiac care equipment

Electrocardiogram

You need an electrocardiogram so we can monitor your heart's electrical activity.

This is a cardiac monitor; it will help us monitor your heartbeat.

Electrocardiograma

Ud. necesita un electrocardiograma para que podamos observar la actividad eléctrica del corazón.

Éste es un monitor cardiaco, que nos ayudará a observar continuamente el corazón.

You'll be attached to the cardiac monitor while you're in this unit.

Ud. estará conectado al monitor cardiaco mientras esté en esta sala.

I need to place these electrodes on you.

Tengo que ponerle estos electrodos.

Don't be frightened if you hear the alarms; they sometimes sound with movement.

No se asuste Ud. si oye las alarmas que a veces suenan con el movimiento.

Pacemaker

Marcapasos

You have an abnormal heart rhythm.

Ud. tiene un ritmo cardiaco anormal.

You need a pacemaker.

Ud. necesita un marcapasos.

I'm going to apply this external pacemaker.

Voy a ponerle este marcapasos externo.

I need to place an electrode on your chest and back.

Necesito ponerle un electrodo en el tórax (pecho) y en la espalda.

Intravenous therapy equipment

I.V. catheter and pump

I.V. catéter y bomba

You need to have an I.V. inserted.

Ud. necesita que se le ponga una intravenosa (I.V.).

This is an I.V. pump.

Ésta es una bomba I.V.

The I.V. pump will help regulate the flow of your I.V.

La bomba I.V. ayudará a regular el flujo de su intravenosa.

I'm going to insert the I.V. catheter.

Voy a introducirle el catéter de I.V.

I need to apply a tourniquet around your arm.

Tengo que ponerle un torniquete alrededor del brazo.

You're going to feel a needlestick.

Ud. va a sentir un piquete de aguja.

I need to place a dressing over the I.V. site.

Tengo que ponerle un vendaje en el área de la I.V.

Call me if you have discomfort at your I.V. site.

Llámeme si Ud. tiene molestia en el área de la I.V.

I.V. drug administration

I.V. administración de medicamentos

You need an I.V. catheter inserted for drug administration.

Ud. necesita que se le ponga un catéter de I.V. para aplicarle medicamentos.

I need to flush your I.V. catheter to keep it patent.

Tengo que enjuagar su catéter de I.V. para conservarlo abierto.

Invasive devices

Arterial line

Línea arterial

I need to insert an arterial line into your wrist for blood pressure monitoring.

Necesito insertarle una línea arterial en la muñeca para observar la presión sanguínea.

I'll give you a local anesthetic before I insert the catheter.

Le pondré una anestesia local antes de insertarle el catéter.

I'm going to take a sample of blood from your arterial line.

Voy a tomarle una muestra de sangre de su línea arterial.

Central venous catheter

Catéter venoso central

You need a central venous catheter for I.V. fluid administration.

Ud. necesita un catéter venoso central para administrar el flujo de la I.V.

You'll receive local anesthetic before we insert the catheter.

Le pondremos a Ud. una anestesia local antes de insertarle el catéter.

I'm going to insert the central venous catheter.

Voy a insertarle un catéter venoso central.

Pulmonary artery catheter

Catéter de la arteria pulmonar

You need a catheter placed through a major vein into your heart.

Ud. necesita que se le ponga un catéter por la vena principal en el corazón.

This pulmonary artery catheter will help us monitor your fluid status.

Este catéter arterial pulmonar nos ayudará a revisar la cantidad de líquido que tiene en los pulmones.

I'm going to obtain readings from your pulmonary artery catheter.

Voy a obtener indicaciones del catéter arterial pulmonar.

Maternity care equipment

External fetal monitor

Monitor fetal externo

This is an external fetal monitor.

Éste es un monitor fetal externo.

I'll place it around your abdomen.	Lo pondré en su abdomen.
It will monitor your contractions and the baby's heartbeat.	Observaré sus contracciones y el latido cardiaco de su criatura.

Fetoscope / Fetoscopio

This is a fetoscope.	Éste es un fetoscopio.
I'll place it on your abdomen to listen to your baby's heartbeat.	Se lo pondré en el abdomen para escuchar el latido cardiaco de su criatura.
Your baby's heartbeat is _____.	El latido de su criatura es _____.

Internal fetal monitor / Monitor fetal interno

This is an internal fetal monitor.	Éste es un monitor fetal interno.
A small probe will be inserted into the baby's scalp.	Se colocará una pequeña sonda en el cuero cabelludo de la criatura.
It will monitor your contractions and the baby's heartbeat.	Observará sus contracciones y el latido cardiaco de la criatura.

Isolette / Incubadora

This is an isolette.	Ésta es una incubadora.
I'll place your baby in the isolette to keep him warm.	Pondré a su criatura en la incubadora para que tenga calor.

Light therapy / Terapia lumínica

Your baby is jaundiced.	Su criatura tiene ictericia.
Your baby will need to be placed under the bilirubin lights.	Se deberá poner a su criatura debajo de las luces para estimular la bilirrubina.
He will have his eyes patched while he is under the lights.	Le pondremos parches sobre los ojos mientras está bajo las luces.

Personal care equipment

Bedpan / Basín plano

Here is a bedpan if you need to move your bowels.	Aquí tiene una cuña por si Ud. tiene que evacuar.

English	Spanish
Here is a bedpan if you need to urinate.	**Aquí tiene una cuña por si Ud. tiene que orinar.**
Do you need to use the bedpan?	**¿Necesita Ud. usar la cuña?**
Call me when you're finished with the bedpan.	**Llámeme cuando acabe de usar la cuña.**
Bedside commode	**Silla retrete al lado de la cama**
You can't walk to the bathroom.	**Ud. no puede caminar al baño.**
I can get you a bedside commode.	**Le puedo traer una silla retrete.**
Call me when you're finished using the commode.	**Llámeme cuando haya acabado de usar la silla retrete.**
Blanket	**Cobija**
Do you need a blanket?	**¿Necesita Ud. una manta (cobija)?**
Emesis basin	**Palangana para vómitos**
This is an emesis basin.	**Aquí está una cubeta para vómito.**
You can use the emesis basin if you need to vomit.	**Ud. puede usar esta cubeta si tiene que vomitar.**
I'll get you a basin to wash yourself.	**Le voy a traer una cubeta para que se lave Ud.**
Call me when you're finished with the basin.	**Llámeme cuando haya acabado de usar la cubeta.**
Enema	**Enema**
This is an enema.	**Éste es un enema.**
You need an enema to help you move your bowels.	**Ud. necesita un enema (lavativo) para ayudarle a evacuar.**
– Lie on your left side.	– Acuéstese del lado izquierdo.
– I'm going to put this tube in your rectum.	– Voy a insertarle este tubo en el recto.
– Take a deep breath.	– Respire Ud. profundamente.
– Let me know if you experience any cramping.	– Dígame por favor si siente retortijones.
– Try to retain the fluid.	– Trate Ud. de retener el líquido.
Urinal	**Orinal**
Here is a urinal.	**Aquí está un orinal.**

Do you need to use the urinal? ¿Necesita Ud. usar el orinal?

Call me when you're finished with the urinal. Llámeme cuando acabe de usar el orinal.

Respiratory care equipment

Chest tube / Tubo para el pecho

I need to insert a tube into your chest to reexpand your lung. Tengo que insertarle un tubo en el tórax para expandir el pulmón.

I need to insert a tube into your chest to drain fluid. Tengo que insertarle un tubo en el tórax para extraer líquido.

This tube will help your breathing. Este tubo le ayudará a respirar.

You'll receive a local anesthetic before I insert the tube. Se le pondrá un poco de anestesia local antes que yo le inserte el tubo.

Croup tent / Carpa de Croup

Your child needs to be placed in a croup tent. Es necesario poner a su hijo(a) en una cámara de Croup.

It will provide warm mist and oxygen to help your child's breathing. Le proveerá vapor tibio y oxígeno para ayudarle a su criatura a respirar.

You may touch your child while he's in the croup tent. Ud. puede tocar a su criatura mientras está en la cámara de Croup.

Incentive spirometer / Espirómetro de estímulo

This is an incentive spirometer. Éste es un estímulo de espirometría.

It will help you take deep breaths. Le ayudará a respirar profundamente.

Breathe in deeply, hold it, then breathe out. Respire profundamente, contenga la respiración, luego exhale.

You should use the incentive spirometer every hour while you're awake. Ud. deberá usar el estímulo de espirometría cada hora mientras esté Ud. despierto.

This peak flow meter measures your breathing capacity. El metro de flujo máximo mide su capacidad de respirar.

The peak flow meter helps evaluate the effectiveness of your treatment.

El metro de flujo máximo ayuda a evaluar la eficacia de su tratamiento.

Mechanical ventilation

Ventilación mecánica

We need to insert a tube through your nose or mouth into your trachea to help your breathing.

Tenemos que introducirle un tubo por la nariz o la boca hasta la tráquea para ayudarle a respirar.

The tube will be connected to a mechanical ventilator.

El tubo se conectará a un ventilador mecánico.

A mechanical ventilator is a machine that will help you breathe.

Un ventilador mecánico es una máquina (un aparato) que le ayudará a respirar.

You won't be able to talk while the tube is in place.

Ud. no podrá hablar mientras el tubo esté en su lugar.

Nebulizer

Nebulizador

This is a nebulizer.

Éste es un nebulizador.

It will deliver medication into your lungs to help your breathing.

Le llevará medicamento a los pulmones para ayudarle a respirar.

Hold the mouthpiece in your mouth and breathe in the medication.

Sostenga Ud. la boquilla en su boca y aspire el medicamento.

Oxygen via a mask

Máscara de oxígeno

You need oxygen.

Ud. necesita oxígeno.

This is an oxygen mask.

Ésta es una máscara de oxígeno.

The mask fits over your nose and mouth and oxygen is delivered through it.

La máscara se le pone sobre la nariz y la boca y el oxígeno se transmite por ella.

Oxygen via nasal cannula

Oxígeno suministrado por cánula nasal

You need oxygen.

Ud. necesita oxígeno.

This is a nasal cannula.

Ésta es una cánula nasal.

The prongs go into your nose and oxygen flows through them.

Las puntas se ponen dentro de la nariz y el oxígeno pasa por ellas.

Pulse oximeter

Oxímetro para medir el pulso

This is a pulse oximeter.

Éste es un oxímetro.

A pulse oximeter allows us to monitor the oxygen content of your blood.

Un oxímetro del pulso nos permite observar el contenido de oxígeno en la sangre.

I need to put a probe on your finger.

Necesito ponerle una sonda en el dedo.

Suctioning

Succión

I need to suction your breathing tube.

Tengo que aspirar su tubo de respiración.

Suctioning will make you cough.

Esta succión le hará toser.

Tracheostomy

Traqueotomía

You need a tracheotomy.

Ud. necesita una traqueotomía.

The surgeon will make a surgical incision through your trachea and insert a tube to help you breathe.

El cirujano le hará una incisión quirúrgica por la tráquea y le insertará un tubo para ayudarle a respirar.

You'll receive an anesthetic before this procedure.

Se le pondrá un poco de anestesia local antes de este procedimiento.

I need to clean your tracheostomy.

Tengo que limpiar su traqueotomía.

I need to suction your tracheostomy.

Tengo que aspirar su traqueotomía.

Suctioning will make you cough.

Esta succión le hará toser.

Specialty beds

Air-therapy bed

Cama para terapia respiratoria

You need a special bed called an air-therapy bed.

Ud. necesita una cama especial que se llama cama terapéutica neumática.

It will help prevent skin breakdown.

Evitará que su piel se desgarre.

This type of bed has air-filled compartments.

Este tipo de cama tiene partes llenas de aire.

Clinitron therapy bed

Cama Clinitron

You need to have a Clinitron therapy bed temporarily.

Ud. necesita provisionalmente una cama terapéutica.

This bed will help prevent skin breakdown.

Esta cama evitará que su piel se desgarre.

The bed will feel like a waterbed.

La cama se sentirá como una cama de agua.

Specimen collection equipment

Arterial blood gas analysis

Análisis de gas de sangre arterial

I need to draw an arterial blood gas to monitor your breathing.

Necesito sacarle gas sanguíneo arterial para observar su respiración.

You're going to feel a needle stick.

Ud. va a sentir un piquete de aguja.

I need to apply pressure to stop the bleeding.

Necesito aplicarle presión para detener la salida de sangre.

Glucometer

Glucómetro

This glucometer is used to measure your blood sugar.

Este glucómetro se usa para medir el azúcar en la sangre.

I need to prick your finger to obtain a specimen.

Necesito pincharle el dedo para obtener una muestra.

Your blood sugar is _____.

El nivel de azúcar en su sangre es _____.

I need to give you some insulin.

Tengo que darle insulina.

Urine specimen

Muestra de orina

We need a urine specimen.

Necesitamos una muestra de su orina.

You need to urinate into this specimen container.

Ud. tiene que orinar en este recipiente.

Venipuncture

Punción venosa

I need to draw a blood specimen.

Necesito sacarle una muestra de sangre.

I'm going to place a tourniquet on your arm.	Le voy a poner un torniquete en el brazo.
You're going to feel a needle stick.	Ud. va a sentir un piquete de aguja.

Wound care equipment

Drainage bag	Saco de drenaje
I'm going to apply a drainage bag over your drain.	Le voy a poner un saco sobre su drenaje.

Dressing	Vendaje
I need to change your dressing.	Tengo que cambiarle su vendaje.
I need to irrigate your wound.	Tengo que irrigar su herida.
I'm going to clean the area around your wound.	Voy a limpiar el área alrededor de su herida.
I'm going to remove the tape; it may sting a bit.	Voy a quitarle la cinta adhesiva; le puede arder un poco.

Montgomery straps	Bandas de Montgomery
These are Montgomery straps.	Éstas son tiras de Montgomery.
I'm going to place these next to your wound so tape isn't required with each dressing change.	Voy a colocarlas en su herida para que no sea necesario ponerle cinta adhesiva con cada cambio de vendaje.

Whirlpool bath	Piscina de hidromasaje
You need a whirlpool bath to help your wound heal.	Ud. necesita un baño de yacuzzi para sanar su herida.

Wound packing	Cobertura de heridas
I'm going to remove your wound packing.	Voy a quitarle el empaque de su herida.
I'm going to replace your wound packing.	Voy a cambiarle el empaque de su herida.

Wound prevention	Prevención de heridas
You need to use a support surface to avoid skin breakdown.	Ud. necesita una superficie de apoyo para evitar que se desgarre la piel.
These Unna boots will help keep pressure off your wound.	Estas botas "Unna" ayudarán a evitar hacer presión en su herida.

6

Nutrition and diet therapy

Nutrition

Dietary habits

Do you eat three large meals or several small meals each day?

What have you eaten during the past 3 days?

Do you eat at fast-food restaurants?

- How often?
  - Once per week?
  - Two times per week?
  - Every day?

What items do you usually order?

- Pancakes?
- Egg McMuffins?
- French fries?
- Hamburger?
- Cheeseburger?
- Fish?
- Tacos?
- Burritos?
- Chicken?

Hábitos dietéticos

¿Come Ud. tres comidas grandes o varias comidas pequeñas al día?

¿Qué ha comido Ud. en los últimos tres días?

¿Come Ud. en restaurantes donde se compra comida ya preparada?

- ¿Con qué frecuencia?
  - ¿Una vez a la semana?
  - ¿Dos veces a la semana?
  - ¿Todos los días?

Por lo general, ¿qué platos pide?

- ¿Panqueques?
- ¿Huevos McMuffins?
- ¿Papas fritas?
- ¿Hamburguesa?
- ¿Hamburguesa con queso?
- ¿Pescado?
- ¿Tacos?
- ¿Burritos?
- ¿Pollo?

Dietary influences

Does your ethnic or cultural background influence your diet?

- How does it influence it?
  - Do you just eat vegetables?
  - Do you eat red meat?
  - Do you just eat chicken or fish?

Influencias en la dieta

¿Su origen étnico o cultural ejerce una influencia sobre su dieta?

- ¿Cómo la influye?
  - ¿Come Ud. sólo verduras?
  - ¿Come Ud. carne roja?
  - ¿Come Ud. sólo pollo o pescado?

Does your religion restrict or otherwise affect what you eat?

- How?
  - Do you fast or not eat food on any special days?
  - Do you not eat meat on Fridays?

¿Su religión limita o de cualquier modo afecta lo que Ud. come?

- ¿Cómo lo afecta?
  - ¿Ayuna Ud. o no come nada durante días especiales?
  - ¿No come Ud. carne los viernes?

Weight

Have you gained any weight recently?

- How much?

Have you lost any weight recently?

- How much?

Peso

¿Ha aumentado de peso últimamente?

- ¿Cuánto?

¿Ha bajado Ud. de peso últimamente?

- ¿Cuánto?

Daily menu

Which foods do you eat during the day?

Are there foods that you believe you shouldn't eat?

- What are these foods?

Why do you believe you shouldn't eat these foods?

How do these foods affect you?

(See *Using a list of foods*.)

Menú diario

¿Qué come Ud. durante el transcurso del día?

¿Hay alimentos que Ud. sabe que no debiera comer?

- ¿Cuáles son éstos?

¿Por qué cree Ud. que no debiera comerlos?

¿Cómo le afectan estos alimentos si Ud. los come?

Fluid intake

How many servings do you drink each day of:

- coffee?
- tea?
- cola?
- cocoa?

How much fluid do you drink during the day?

Toma de fluidos

¿Cuántas porciones de las siguientes bebidas toma Ud. al día?

- ¿Café?
- ¿Té?
- ¿Sodas?
- ¿Cocoa?

¿Cuánto líquido bebe Ud. al día?

Using a list of foods

Ask your patient to look at this list of foods and point to the ones he is allergic to or must restrict from his diet. You can also use the words here to help him plan meals or adjust his diet to accommodate foods that he likes or dislikes.

Cómo usar una lista de comidas

Solicite a su paciente que lea esta lista de comidas y señale a cuál de ellas es alérgico o debe limitar su dieta. También puede utilizar las palabras mencionadas aquí para ayudarle a planificar sus comidas o ajustar su dieta para acomodar las comidas que le gusta o que no le gusta.

Staples	**Comidas principales**
Wheat bread	Pan de trigo
White bread	Pan blanco
Corn bread	Pan de maíz
Rye bread	Pan de centeno
Rice	Arroz
Tortillas	Tortillas
Potatoes	Papas
Baked potato	Papa asada
Mashed potatoes	Puré de papas

Fruits	**Frutas**
Pear	Pera
Cherries	Cerezas
Apple	Manzana
Orange	Naranja, china
Banana	Plátano, banana
Pineapple	Piña, ananá
Watermelon	Sandía, melón de agua
Peach	Durazno, melocotón
Strawberries	Fresas, frutillas
Grapes	Uvas
Grapefruit	Toronja, pomelo
Cantaloupe	Melón cantalupo de Castilla

Vegetables and beans	**Legumbres y frijoles**
Corn	Maíz
Peas	Guisantes, arvejas
Green beans	Ejotes, judías verdes (habichuelas)
Refried beans	Frijoles refritos
Pinto beans	Judías pintas
Black beans	Frijoles negros
Red beans	Frijoles rojos

Cereals	**Cereales**
Oatmeal	Harina de avena
Cream of wheat	Crema de trigo
Cold cereal	Cereal frío

Beverages	**Bebidas**
Whole milk	Leche entera
Skim milk	Leche descremada
Coffee	Café
Orange juice	Jugo de naranja
Apple juice	Jugo de manzana
Grape juice	Jugo de toronja
Pineapple juice	Jugo de piña
Soda	Soda

Meat	**Carnes**
Beef	Res
Chicken	Pollo
Pork	Puerco
Ribs	Costillas
Hamburger	Hamburguesa
Fish	Pescado
Shellfish	Mariscos

Snacks	**Bocadillos**
Ice cream	Helado
Cake	Pastel
Cookies	Galletas dulces
Peanuts	Cacahuetes

Teeth and gums	Dientes y encías
How do you care for your teeth and gums?	**¿Qué cuidado da Ud. a los dientes y las encías?**
Do you have any problems with your teeth or gums that interfere with your ability to eat?	**¿Tiene Ud. algún problema con los dientes o las encías que interfiera con su habilidad de comer?**

Food preparation	Preparación de comidas
Who does the food shopping?	**¿Quién hace sus compras de alimentos?**
Do you have adequate storage and refrigeration?	**¿Tiene Ud. un almacén y refrigerador adecuado?**
Who prepares the meals?	**¿Quién prepara las comidas?**
Where is your food prepared?	**¿Dónde se preparan los alimentos?**
Do you eat alone or with others?	**¿Come Ud. solo(a) o con otras personas?**

Special diets	Dietas especiales
Do you follow a special diet?	**¿Tiene Ud. una dieta especial?**
– What kind of diet?	– ¿Qué clase de dieta?
Diabetic diet?	¿Dieta para diabéticos?
Gluten-free diet?	¿Dieta sin gluten?
High-fiber diet?	¿Dieta con alto contenido de fibra?
High-protein diet?	¿Dieta con alto contenido de proteína?
Lactose-free diet?	¿Dieta sin lactosa?
Low-calorie diet?	¿Dieta baja en calorías?
Low-carbohydrate diet?	¿Dieta baja en carbohidratos?
Low-fat diet?	¿Dieta baja en grasa?
Low-fiber diet?	¿Dieta baja en fibra?
Low-protein diet?	¿Dieta baja en proteínas?
Low-sodium diet?	¿Dieta baja en sal?
Who prescribed the diet?	**¿Quién recetó a Ud. la dieta?**
How long have you been on the diet?	**¿Hace cuánto tiempo que tiene Ud. esta dieta?**
What is the reason for the diet?	**¿Cuál es la razón por la cual sigue Ud. esta dieta?**

The food pyramid

You can use the food pyramid below to explain proper nutrition and help your patient eat a diet that includes all of the daily recommendations.

La pirámide de comidas

Usted puede utilizar la siguiente pirámide de comidas para explicar una nutrición apropiada y ayudar a su paciente a comer una dieta que incluya todas las recomendaciones diarias.

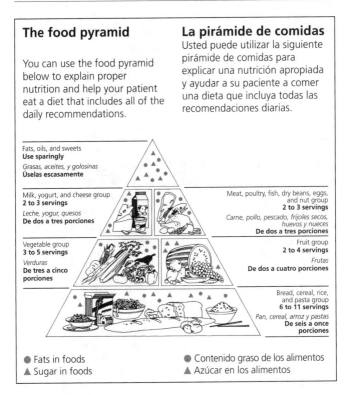

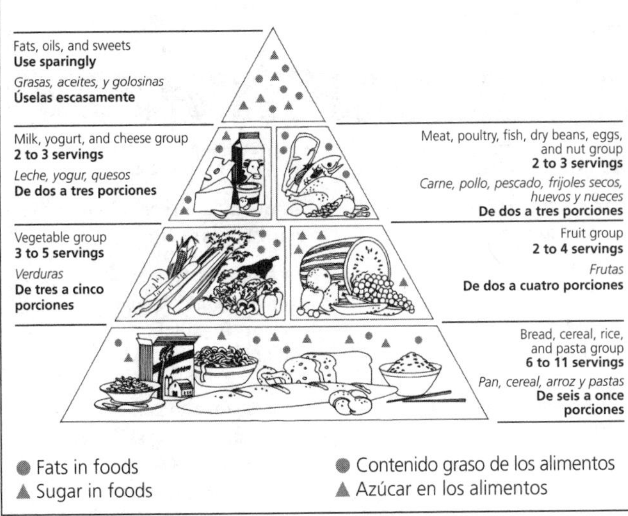

● Fats in foods
▲ Sugar in foods

● Contenido graso de los alimentos
▲ Azúcar en los alimentos

Sodium intake

Do you limit your salt intake?

- Why?

How much salt do you use, if any?

Ingesta de sodio

¿Limita Ud. la cantidad de sal que consume?

- ¿Por qué?

¿Cuánta sal usa Ud., si es que la usa?

Supplements

Do you supplement your diet with vitamins, calcium, protein, or other products?

- Which ones?
- In what amounts?

Does your current problem affect your ability to cook and eat?

Do you have difficulty opening cans or cutting meat?

Suplementos

¿Complementa Ud. su dieta con vitaminas, calcio, proteínas u otros productos?

- ¿Cuáles?
- ¿En qué cantidades?

¿Su habilidad de cocinar y comer es afectada por su problema actual?

¿Tiene Ud. dificultad en abrir latas o cortar carne?

Food groups

Do you regularly eat foods from each of the five basic food groups?
- Breads and cereals?
- Vegetables?
- Fruits?
- Meats?
- Dairy products?

Grupos de comidas

¿Come Ud. alimentos de cada uno de los cinco grupos básicos regularmente?
- ¿Pan y cereales?
- ¿Vegetales?
- ¿Frutas?
- ¿Carnes?
- ¿Productos lácteos?

Diet therapy

Special diets

Your doctor has ordered a special diet for you.

It's called a:
- diabetic diet.
- gluten-free diet.
- high-fiber diet.
- high-protein diet.
- lactose-free diet.
- low-calorie diet.
- low-carbohydrate diet.
- low-fat diet.
- low-fiber diet.
- low-protein diet.
- low-sodium diet.

The doctor wants you to eat more (less) _____.

Too much _____ can make your _____worse.

Eating more _____ can improve your _____.

The dietitian will speak with you about your _____ diet.

Dietas especiales

Su doctor ha recetado una dieta especial para Ud.

Ésta se llama:
- dieta para diabéticos.
- dieta sin gluten.
- dieta con alto contenido de fibra.
- dieta con alto contenido de proteínas.
- dieta sin lactosa.
- dieta baja en calorías.
- dieta baja en carbohidratos.
- dieta baja en grasa.
- dieta baja en fibra.
- dieta baja en proteínas.
- dieta baja en sal.

El doctor quiere que Ud. coma más (menos) _____.

Demasiado(a) _____ puede empeorar su _____.

El comer más _____ puede mejorar su _____.

El/La dietista hablará con Ud. acerca de su dieta _____.

Sodium intake

You need to reduce salt in your diet.

Avoid adding salt:
- while cooking your food.
- to your meals at the table.

Ingetsa de sodio

Ud. necesita reducir el contenido de sal en su dieta.

Evite Ud. añadir sal:
- cuando cocine su comida.
- a su comida en la mesa.

Use herbs or salt substitutes to add flavor to your food.

Use Ud. hierbas de condimento o sustitutos de sal para añadirle sabor a su comida.

Low-cholesterol

Bajo colesterol

You need to reduce cholesterol in your diet.

Ud. necesita reducir el colesterol en su dieta.

Some foods that you shouldn't eat are:

- butter
- shortening
- egg yolks
- biscuits
- cheese
- avocados
- bacon
- sausage
- hot dogs
- shellfish
- ice cream
- chocolate
- liver
- most red meat.

Algunos de los alimentos que Ud. no debe comer son:

- mantequilla
- grasa (manteca)
- yemas de huevo
- panecillos
- queso
- aguacate
- tocino
- salchicha
- perros calientes
- mariscos
- helado
- chocolate
- hígado
- la mayoría de la carne roja.

High-fiber

Alto contenido de fibras

You need to add fiber to your diet.

Ud. tiene que añadir fibra a su dieta.

Eating more fiber helps lower cholesterol and reduces your risk of heart disease, colon cancer, and diabetes.

El comer más fibra le ayudará a reducir el colesterol y aminorará su riesgo de contraer enfermedades del corazón, cáncer del colon y diabetes.

Eat fresh fruit and vegetables.

- Some high-fiber fruits include apples, oranges, and peaches.
- Some high-fiber vegetables include carrots, string beans, broccoli, and peas.

Coma Ud. fruta fresca y verduras.

- Algunas frutas de alta fibra incluyen las manzanas, naranjas y melocotones.
- Algunas verduras que contienen alta fibra incluyen las zanahorias, ejotes, brécol y guisantes (chícharos).

Eat whole-grain breads, such as whole wheat and pumpernickel, and whole-grain cereals, such as bran flakes, oat flakes, oatmeal, and shredded wheat.

Coma pan integral, como pan de trigo entero y pan negro de centeno, y cereal de grano integral, como hojuelas de avena, harina de avena y trigo molido.

Eat dried peas and beans, such as lentils and navy, kidney, or pinto beans.	**Coma Ud. guisantes secos y frijoles comolentejas, frijoles rojos, frijoles negros y frijoles pintos.**
Add unprocessed bran to your food.	**Añada salvado de trigo sin procesar a sus comidas.**
Remember to drink at least six 8-ounce glasses of fluid per day.	**No se olvide Ud. de tomar por lo menos seis vasos de ocho onzas de líquido al día.**

7

Skin, hair, and nails

Current health problems

Hair loss	Pérdida de cabello
Have you noticed any unusual overall or patchy hair loss?	**¿Ha notado Ud. pérdida de cabello en general o en ciertas partes?**
– Where?	– ¿Dónde?
Have you had any recent exposure to:	**¿Ha estado Ud. expuesto(a) a:**
– radiation?	– radiación?
– chemotherapy?	– quimioterapia?
– hair chemicals?	– productos químicos para el cabello?
– scalp infections?	– infecciones del cuero cabelludo?
– infestations?	– infecciones?
When?	¿Cuándo?
Did you receive treatment?	¿Recibió Ud. tratamiento?
How was it treated?	¿Cómo se le trató?
Have you had any systemic illness recently?	**¿Ha tenido Ud. alguna enfermedad sistemática recientemente?**
– What was it?	– ¿Qué fue?
– How was it treated?	– ¿Cómo se le trató?

Nail problems	Problemas con las uñas
Have you noticed any change in your nails?	**¿Ha notado Ud. algún cambio en las uñas?**
– What type of change?	– ¿Qué tipo de cambio?
Breakage?	¿Se le quiebran?
Splitting?	¿Se le parten?
Discoloration?	¿Decoloración?
Other?	¿Otra cosa?
When did you first notice the problem?	**¿Cuándo notó Ud. este problema por primera vez?**
Has the problem gotten worse or better?	**¿Ha empeorado o mejorado el problema?**

Skin, hair, and nails
La piel, el cabello, las uñas

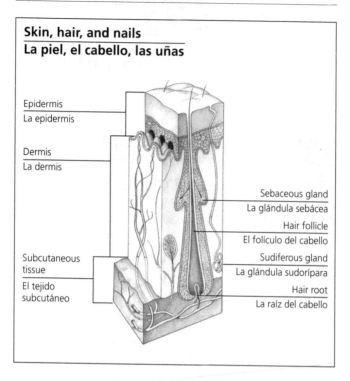

Epidermis
La epidermis
Dermis
La dermis
Subcutaneous tissue
El tejido subcutáneo
Sebaceous gland
La glándula sebácea
Hair follicle
El folículo del cabello
Sudiferous gland
La glándula sudorípara
Hair root
La raíz del cabello

What aggravates the problem?	**¿Qué es lo que empeora el problema?**
What relieves the problem?	**¿Qué es lo que alivia el problema?**

### Skin problems	### Problemas de la piel
What aspect of your skin problem bothers you the most?	**¿Qué aspecto de su problema con la piel le molesta más?**
Where on your body did the skin problem begin?	**¿En qué parte del cuerpo comenzó su problema de la piel?**
When did you first notice the problem?	**¿Cuándo se dió Ud. cuenta por primera vez de este problema?**
Has the problem spread to other areas? – Where? – In what order?	**¿Se le ha extendido el problema a otras partes?** – ¿Dónde? – ¿En qué orden?

How would you describe your skin problem? – Sore? – Rash? – Dryness? – Flaking? – Discoloration? – Itching? – Other?	**¿Cómo describiría Ud. su problema de la piel?** – ¿Le duele? – ¿Erupción? – ¿Sequedad? – ¿Escamosa? – ¿Decoloración? – ¿Comezón (picazón)? – ¿Otra cosa?
How big is it?	**¿De qué tamaño es?**
What color is it?	**¿De qué color es?**
How is the problem distributed?	**¿Cómo está distribuido el problema?**
Do you have other symptoms? – What are they?	**¿Tiene Ud. otros síntomas?** – ¿Cuáles son?
How does your skin feel?	**¿Qué sensaciones tiene Ud. en la piel?**
Have you noticed skin changes in other areas?	**¿Ha notado Ud. cambios en la piel en otras partes?**
Can you relate the skin problem to: – stress? – contact with a particular substance? – change in activities?	**¿Puede Ud. relacionar el problema de la piel con:** – tensión? – contacto con alguna sustancia en particular? – cambio de actividades?
Does anything make the problem worse? – Food? – Heat? – Cold? – Exercise? – Sunlight? – Stress? – Pregnancy? – Menstruation?	**¿Hay algo que agrava el problema?** – ¿Alimentos? – ¿El calor? – ¿El frío? – ¿El ejercicio? – ¿La luz del sol? – ¿Tensión? – ¿El embarazo? – ¿La menstruación?
Does anything make the problem better? – What?	**¿Hay algo que le alivia el problema?** – ¿Qué?
Does the problem seem to be resolving or improving?	**¿Está el problema resolviéndose o mejorándose?**
Have you used any remedies to resolve your problem? – Which remedies? Medications? Compresses?	**¿Ha Ud. usado algún remedio para resolver su problema?** – ¿Qué remedios? Medicamentos? Compresas?

Lotions?
Creams?
Ointments?

Lociones?
Pomadas?
Ungüentos?

Medical history

Have you had any fever, malaise, or upper respiratory or gastrointestinal problems?

- When?
- How was it treated?

¿Ha tenido algo de fiebre, malestar o problemas con la parte respiratoria o gastrointestinal?

¿Cuándo?
¿Qué tratamiento tuvo?

Have you ever experienced anything similar?

¿Ha tenido Ud. alguna vez algo parecido?

Have you had any allergic reactions to foods or other substances, such as cosmetics?

- To what?
- What reaction occurred?

¿Ha tenido Ud. alguna reacción alérgica a alimentos u otras sustancias, tal como cosméticos?

- ¿A qué?
- ¿Qué reacción tuvo?

Have you recently had any other illnesses, such as heart problems, muscle aches, or infections?

¿Ha tenido Ud. recientemente cualquiera otra enfermedad, tal como problemas del corazón, dolor de músculos o infecciones?

Family history

Has anyone in your family had a skin problem?

- What was it?
- When did it occur?
- How was it treated?

¿Ha tenido algún miembro de su familia un problema de piel?

- ¿Cuál fue?
- ¿Cuándo ocurrió?
- ¿Qué tratamiento recibió?

Has anyone in your family had an allergy?

- What was it?
- How was it treated?

¿Hay alguien de su familia que haya tenido alguna alergia?

- ¿Cuál fue?
- ¿Qué tratamiento recibió?

Health patterns

Medications

Do you take any medications?

- Prescription?
- Over-the-counter?
- Other?

Medicamentos

¿Toma Ud. algún medicamento?

- ¿De receta?
- ¿Sin necesidad de receta?
- ¿Otro?

Which prescription medications do you take routinely?
- How often do you take them?
  Once daily?
  Twice daily?
  Three times daily?
  Four times daily?
  More often?

¿Qué medicamentos de receta toma Ud. con regularidad?
- ¿Con qué frecuencia los toma?
  ¿Una vez al día?
  ¿Dos veces al día?
  ¿Tres veces al día?
  ¿Cuatro veces al día?
  ¿Con más frecuencia?

Which over-the-counter medications do you take routinely?
- How often do you take them?
  Once daily?
  Twice daily?
  Three times daily?
  Four times daily?
  More often?

¿Cuáles son los medicamentos que Ud. toma que no necesitan receta?
- ¿Con qué frecuencia los toma?
  ¿Una vez al día?
  ¿Dos veces al día?
  ¿Tres veces al día?
  ¿Cuatro veces al día?
  ¿Con más frecuencia?

Which medications do you take periodically?

¿Qué medicamentos toma Ud. periódicamente?

Why do you take these medications?

¿Por qué toma Ud. estos medicamentos?

What is the dosage for each drug?

¿Cuál es la dosis para cada uno de ellos?

How does each medication make you feel?

¿Cómo le hace sentirse cada uno de estos medicamentos?

Are you allergic to any medications?
- Which medications?
- What happens when you have an allergic reaction?

¿Es Ud. alérgico(a) a cualquier medicamento?
- ¿Qué medicamentos?
- ¿Qué ocurre cuando Ud. tiene una reacción alérgica?

Personal habits

Hábitos personales

Do you smoke or chew tobacco?
- What do you smoke?
  Cigarettes?
  Cigars?
  Pipe?
- How long have you smoked or chewed tobacco?
- How many cigarettes, cigars, or pipes of tobacco do you smoke each day?
- How much tobacco do you chew each day?
- Did you ever stop?

¿Fuma Ud. o masca tabaco?
- ¿Qué fuma?
  ¿Cigarrillos?
  ¿Cigarros (puros)?
  ¿Pipa?
- ¿Hace cuánto tiempo fuma o masca tabaco?
- ¿Cuántos cigarrillos, cigarros (puros) o pipas de tabaco fuma Ud. al día?
- ¿Cuánto tabaco masca Ud. al día?
- ¿Dejó Ud. de fumar alguna vez?

How long did it last? / ¿Cuánto tiempo estuvo sin fumar?

What method did you use to stop? / ¿Qué método usó Ud.?

Do you remember why you started again? / ¿Recuerda Ud. porque comenzó a fumar otra vez?

- Have you smoked or chewed tobacco in the past? / ¿Ha Ud. fumado o mascado tabaco en tiempos pasados?

  What influenced you to stop? / ¿Qué fue lo que le influyó a dejar de fumar?

Do you drink alcoholic beverages? / ¿Toma Ud. bebidas alcohólicas?

- What type? / ¿Qué tipo?

  Beer? / ¿Cerveza?

  Wine? / ¿Vino?

  Hard liquor? / ¿Aguardiente?

- How often do you drink? / ¿Con qué frecuencia bebe Ud.?
- How many drinks? / ¿Cuántas bebidas?

  Spread over how much time? / ¿Durante cuánto tiempo?

What do you think makes a person's skin healthy? / ¿Qué piensa Ud. que causa que una persona tenga un cutis saludable?

What do you do to try to keep your skin healthy? / ¿Qué hace Ud. para conservar su cutis saludable?

What things would you like to do for your skin but feel unable to do? / ¿Qué quisiera Ud. hacer por su cutis, pero no lo puede hacer?

What type of soap and skin creams or lotions do you use? / ¿Qué tipo de jabón o pomadas o lociones para el cutis usa Ud.?

- How often do you use them? / ¿Con qué frecuencia las usa?

Do you use ointment, oil, or styling products on your hair? / ¿Usa Ud. algún ungüento, aceite o productos de belleza para el cabello?

- What do you use? / ¿Qué usa Ud.?
- How often do you use them? / ¿Con qué frecuencia los usa?

How often do you shampoo? / ¿Con qué frecuencia se lava Ud. el cabello?

- What products do you use? / ¿Qué productos usa?

Do you use cosmetics or perfumes? / ¿Usa Ud. cosméticos o perfumes?

- What types? / ¿Qué tipos?

Do you shave with a blade or an electric razor? / ¿Se rasura Ud. con navaja o con máquina de afeitar eléctrica?

Do you use a depilatory? / ¿Usa Ud. un producto depilatorio?

Do you color your hair?

¿Se pinta Ud. el cabello?

How would you describe your usual skin exposure to the sun?
- Do you wear a sunblock or cover your skin with clothing before going out in the sun?

¿Cómo describiría Ud. la exposición de su piel al sol?
- ¿Usa Ud. un bronceador para protegerla contra los rayos del sol o se cubre Ud. la piel con ropa antes de salir al sol?

How do you cut your nails?

¿Cómo se corta Ud. las uñas?

Sleep patterns

Hábitos de dormir

Has your sleep pattern changed recently?
- How?
- Are you sleeping more or less?

¿Ha cambiado recientemente su hábito de dormir?
- ¿Cómo?
- ¿Duerme Ud. más o menos?

Is your sleep interrupted?
- By what?

¿Se interrumpe su sueño?
- ¿Qué es lo que lo interrumpe?

Activities

Actividades

Has your skin problem affected your daily activities?
- How?

¿Su problema de la piel ha afectado sus actividades diarias?
- ¿Cómo?

What are your recreational activities?

¿Cuáles son sus actividades de recreo?

Do these activities expose you to:
- sun or other light?
- chemicals or other toxins?
- animals?
- outdoors?
- foreign travel?

¿Estas actividades le expone (a):
- al sol u otra luz?
- productos químicos u otras toxinas?
- animales?
- al aire libre?
- viajes al extranjero?

Sexual patterns

Hábitos sexuales

Has your skin problem interfered with your sexuality?
- How?

¿Su problema de la piel ha interferido con su sexualidad?
- ¿Cómo?

Psychosocial considerations

Coping skills

Habilidad de darse abasto

How does the affected area look to you?

¿Cómo le parece la área afectada?

How does your skin problem make you feel?

¿Cómo le hace sentirse su problema de la piel?

What concerns do you have about your skin problem and its treatment?	**¿Qué preocupaciones tiene Ud. con relación a su problema de la piel y su tratamiento?**
Have you recently experienced any stress or emotional problems, such as an unplanned work change or a broken relationship?	**¿Ha tenido Ud. recientemente algún problema de tensión o emocional, tal como un cambio de trabajo imprevisto o un problema afectivo?**
– How have you handled these problems?	– ¿Ha podido manejar Ud. estos problemas?
Roles	**Relaciones**
How has your skin problem affected your relationships with others?	**¿Cómo le ha afectado su problema de la piel en sus relaciones personales con otros?**
How do you feel about going out socially?	**¿Cómo se siente socialmente?**
Has your skin problem interfered with your role as a spouse (or student, parent, or other) or with your sexuality?	**¿Su problema de la piel ha interferido con su papel de esposo(a) (o de estudiante, de padre, de madre, u otro) o con su sexualidad?**
Responsibilities	**Responsabilidades**
What are your current and past occupations?	**¿Cuáles son sus ocupaciones actuales y anteriores?**
Does your work expose you to:	**¿Su trabajo le expone:**
– sun or other light?	– al sol u otra luz?
– chemicals or other toxins?	– a productos químicos u otras toxinas?
– animals?	– a animales?
– outdoors?	– al aire libre?
– foreign travel?	– a viajes al extranjero?

Developmental considerations

For the pediatric patient	**Para el (la) paciente de pediatría**
Is the infant breast-fed or formula-fed?	**¿Le da Ud. de mamar o lealimenta con fórmula?**
Has the child had any skin problems related to a particular formula or food added to the diet?	**¿Ha tenido el(la) niño(a) algún problema de la piel relacionado con una fórmula en particular o algún alimento que se le haya añadido a su dieta?**

Has the infant had any diaper rashes that did not clear up readily with over-the-counter skin preparations?

¿Ha tenido el(la) niño(a) alguna erupción de la piel que no se le haya quitado fácilmente con alguna preparación para la piel no recetada?

What kind of diapers do you use?

¿Qué clase de pañales usa Ud.?

- How do you wash cloth diapers?

- ¿Cómo lava Ud. los pañales de tela?

How often do you bathe the infant?

¿Con qué frecuencia baña Ud. al niño (la niña)?

What products do you use on the infant's skin?

¿Qué productos usa Ud. en la piel de su criatura?

How do you dress the infant in hot weather and in cold weather?

¿Cómo viste Ud. a la criatura cuando hace calor y cuando hace frío?

Is the child attending nursery school?

¿Va la criatura a una guardería de niños?

Do you have an older child in kindergarten or elementary school?

¿Tiene Ud. un hijo mayor en párvulos o en la escuela primaria?

Do you have pets in your home?

¿Tiene Ud. animales en casa?

- What type of pets?

- ¿Qué clase de animales?

Does the child sleep with stuffed animals?

¿Duerme la criatura con animales de juguete?

Has the child been scratching the scalp?

¿Se rasca la criatura el cuero cabelludo?

Does the skin or scalp scale in circular patterns?

¿La piel o el cuero cabelludo se escama en forma circular?

Has the child lost an unusual amount of hair?

¿Ha perdido la criatura una cantidad grande de cabello?

Has the child been pulling his or her hair?

¿El niño o la niña se jala el cabello?

Has the child ever had warts?

¿Ha tenido la criatura verrugas alguna vez?

- On which body surfaces?
- How were they treated?

- ¿En qué parte del cuerpo?
- ¿Qué tratamiento se les dió?

Do you play where you might come in contact with bugs, weeds, or bushes?

¿Juegas donde puedes estar en contacto con bichos, hierbas, o arbustos?

- How often do you play there?

- ¿Con qué frecuencia juegas allí?

What do you usually eat each day, including junk food?

¿Qué comes normalmente a diario, incluso golosinas?

Have you had any bad cuts or scrapes from falls or other accidents?
- How long did it take for them to heal?

¿Has tenido algunas heridas serias o raspaduras a causa de caídas u otros accidentes?
- ¿Cuánto tiempo tardaron en sanar?

Do you bite your nails?

¿Te muerdes las uñas?

Do you twirl or otherwise play with your hair?

¿Te enroscas o juegas de otra manera con el cabello?

Does your face, upper back, or chest ever break out?
- How do you feel about your skin's appearance?

¿Te sale alguna vez erupción en la cara, la parte superior de la espalda o en el pecho?
- ¿Qué piensas de la apariencia de tu piel?

For the pregnant patient

Para la paciente embarazada

Have you noticed any changes in your skin during your pregnancy?
- What kind of change?
- Where did you notice it?

¿Ha notado Ud. algún cambio en la piel durante su embarazo?
- ¿Qué tipo de cambio?
- ¿Dónde lo observó Ud.?

For the elderly patient

Para el (la) paciente anciano(a)

Has your skin changed as you have aged?
- How?
- How do you feel about the skin changes you have noticed?

¿Le ha cambiado la piel al envejecer?
- ¿Cómo?
- ¿Qué piensa acerca de los cambios de la piel que Ud. ha notado?

Have you had any recent falls or other accidents?

¿Se ha caído Ud. recientemente o ha tenido otros accidentes?

Have you noticed any difference in healing of wounds or sores?
- What kind of difference?

¿Ha notado Ud. alguna diferencia en la manera que sanan sus heridas o llagas?
- ¿Qué tipo de diferencia?

Do external temperature changes, touch, or pressure affect your skin?
- How?

¿Su piel es afectada por los cambios de temperatura o cuando la toca o aplica presión sobre ella?
- ¿Cómo?

Do you have any moles?
- Have any developed recently?
- Where?
- Have any of your moles changed in appearance, become painful, developed a discharge, or bled?

¿Tiene Ud. lunares?
- ¿Le han salido recientemente?
- ¿Dónde?
- ¿Han cambiado de apariencia algunos de sus lunares, se han vuelto dolorosos, tienen secreción o han sangrado?

8

Head and neck

Current health problems

Difficulty swallowing

Do you have any difficulty swallowing?
- How would you describe it?

Do you have problems with all food and drink?
- What things cause you difficulty?

Do you have any difficulty chewing?
- How would you describe this difficulty?
- Does it occur all the time or only when you eat or drink?

Dificultad en tragar

¿Tiene Ud. alguna dificultad en tragar?
- ¿Cómo la describiría Ud.?

¿Tiene Ud. problemas con toda clase de comida y de bebida?
- ¿Qué cosas le causan dificultad?

¿Tiene Ud. alguna dificultad al mascar?
- ¿Cómo describiría Ud. esta dificultad?
- ¿Ocurre todo el tiempo o sólo cuando come y bebe?

Facial swelling

Do you have any swelling on your face?
- When did you first notice the swelling?
- How long have you had it?
- Have you noticed a change in the swelling?
  Is the swelling worse?
  Is the swelling better?

Is there any swelling in any other areas, such as:
- The jaws?
- Behind the ear?
  When did it occur?

Inflamación facial

¿Tiene Ud. la cara algo inflamada/hinchada?
- ¿Cuándo notó Ud. la inflamación/hinchazón por primera vez?
- ¿Hace cuánto tiempo que la tiene?
- ¿Ha notado Ud. algún cambio en la inflamación?
  ¿Ha empeorado la inflamación?
  ¿Ha mejorado la inflamación?

¿Tiene Ud. inflamación en otras partes, tal como:
- la mandíbula?
- detrás de la oreja?
  ¿Cuándo ocurrió?

Mouth
La boca

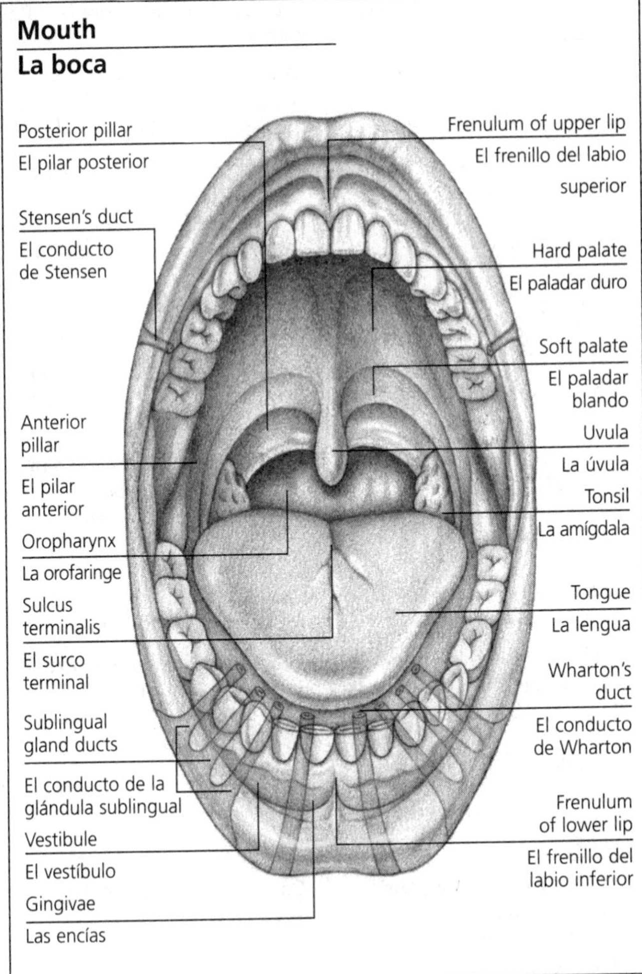

Do any other signs or symptoms accompany the swelling, such as:
- pain?
- tenderness?
- redness?
- warmth?
- impaired movement?

Where?

¿Tiene Ud. otros síntomas que acompañan la inflamación, tal como:
- dolor?
- sensibilidad?
- enrojecimiento?
- calor moderado?
- menor movimiento?

¿Dónde?

What aggravates the swelling?

¿Qué es lo que empeora la inflamación?

What relieves the swelling?

¿Qué alivia la inflamación?

Headaches

Dolores de cabeza

Do you have headaches?
- When do they occur?
- How long do they last?
- How often do you get headaches?
  - Frequently?
  - Rarely?

¿Tiene Ud. dolores de cabeza?
- ¿Cuándo ocurren?
- ¿Cuánto tiempo duran?
- ¿Con qué frecuencia tiene dolores de cabeza?
  - ¿Frecuentemente?
  - ¿Casi nunca?

Do the headaches seem to follow a pattern?
- What kind of pattern?

¿Siguen alguna norma sus dolores de cabeza?
- ¿Qué clase de norma?

When do you usually get a headache?
- Early morning?
- During the day?
- At night?
- Certain times of the month?
- With certain types of weather?

¿Por lo general cuándo le dan los dolores de cabeza?
- ¿En la mañana temprano?
- ¿Durante el día?
- ¿En la noche?
- ¿Durante cierta época del mes?
- ¿Con cierto tipo de clima?

What kind of pain accompanies the headache?
- Sharp or stabbing?
- Dull ache?
- Throbbing?
- Pressure?
- Other?

¿Qué clase de dolor acompaña el dolor de cabeza?
- ¿Agudo y punzante, como una cuchillada?
- ¿Dolor sordo?
- ¿Palpitante?
- ¿Presión?
- ¿Otra clase?

Where do you feel the pain?
- Across your forehead?
- Behind your eyes?
- Along your temples?
- In the back of your head?

¿Dónde siente Ud. el dolor?
- ¿A través de la frente?
- ¿Atrás de los ojos?
- ¿Por las sienes?
- ¿Atrás de la cabeza?

Do any other signs or symptoms accompany the headache?
- What are they?
  - Náuseas?
  - Vomiting?
  - Stiff neck?
  - Blurred vision?
  - Other?

¿Hay otros síntomas que acompañan el dolor de cabeza?
- ¿Cuáles son?
  - ¿Náuseas?
  - ¿Vómito?
  - ¿Cuello tenso?
  - ¿Visión borrosa?
  - ¿Otro?

What measures do you use to relieve the headaches?

¿Qué hace Ud. para mitigar el dolor de cabeza?

Hoarseness

Do you have any hoarseness?
- When did you first notice it?
- How long have you had it?

Have you noticed any changes in the sound of your voice?
- What kind of change?

What aggravates it?

What relieves it?

Ronquera

¿Tiene Ud. ronquera?
- ¿Cuándo la notó por primera vez?
- ¿Hace cuánto tiempo que la tiene Ud.?

¿Ha notado Ud. algún cambio en el sonido de su voz?
- ¿Qué clase de cambio?

¿Qué lo empeora?

¿Qué lo mejora?

Nasal discharge

Do you have any nasal discharge?
- When did you first notice it?
- How long have you had it?
- When does it occur?
  All the time?
  In the morning?
  At night?
  Other?
- Does it seem to follow a pattern?
  What kind of pattern?

How would you describe the discharge?
- Thick?
- Thin?
- Watery?
- Like pus?

What color is the discharge?
- Clear?
- White?
- Yellow?
- Green?
- Other?

Do you have any allergies?
- To what?

Do you have any other signs or symptoms, such as:
- fever?
- headache?

Descarga nasal

¿Tiene Ud. descarga nasal?
- ¿Cuándo la notó Ud. por primera vez?
- ¿Hace cuánto tiempo que la tiene?
- ¿Cuándo ocurre?
  ¿Todo el tiempo?
  ¿Por la mañana?
  ¿En la noche?
  ¿Otro?
- ¿Parece seguir una norma?
  ¿Qué norma?

¿Cómo describiría Ud. la descarga?
- ¿Espesa?
- ¿No densa?
- ¿Acuosa?
- ¿Parecida a pus?

¿De qué color es la descarga?
- ¿Clara?
- ¿Blanca?
- ¿Amarilla?
- ¿Verde?
- ¿Otro?

¿Tiene Ud. alergias?
- ¿A qué?

¿Tiene Ud. otros síntomas, tales como:
- fiebre?
- dolor de cabeza?

- cough?
- wheezing?
- other?

- tos?
- respiración jadeante?
- otro?

Has the discharge improved or worsened since it started?

¿Ha mejorado o empeorado la descarga desde que comenzó?

What aggravates it?

¿Qué es lo que la agrava?

What relieves it?

¿Con qué se mejora?

Neck stiffness

Cuello tenso

Do you have any neck stiffness?

¿Tiene Ud. el cuello tenso?

When did the stiffness begin?

¿Cuándo empezó la tensión?

How would you describe the stiffness?
- Constant?
- Intermittent?

¿Cómo la describiría Ud.?
- ¿Constante?
- ¿Intermitente?

Does the stiffness occur at any specific time?
- When?
  Early morning?
  During the day?
  After activities?
  At night?
  While you are sleeping?

¿Ocurre la tensión durante un tiempo en particular?
- ¿Cuándo?
  ¿Temprano por la mañana?
  ¿Durante el día?
  ¿Después de hacer actividades?
  ¿En la noche?
  ¿Mientras Ud. duerme?

Has the stiffness increased since it began?

¿Ha aumentado la tensión desde que comenzó?

Is pain associated with the stiffness?
- What is the pain like?

¿La tensión produce dolor?
- ¿Cómo es el dolor?

Do you sometimes hear a grating sound or feel a grating sensation as if your bones are scraping together?

¿Hay veces que Ud. oye un sonido áspero o siente Ud. una sensación chirriante como si los huesos se rasparan uno con el otro?

What methods have you tried to reduce the stiffness?

¿Qué métodos ha empleado Ud. para aminorar la tensión?

Nosebleed

Hemorragia nasal

Do you have nosebleeds?
- How often?
- How long have you been experiencing them?

¿Tiene Ud. hemorragia nasal?
- ¿Con qué frecuencia?
- ¿Hace cuánto tiempo que ha tenido hemorragias?

Do you notice that the nosebleeds are associated with any activity or event?
- What?

¿Ha observado Ud. si las hemorragias se relacionan con alguna actividad o evento?
- ¿Cuál?

How long do the nosebleeds last?
- Less than a minute?
- A few minutes?
- Longer?

¿Cuánto tiempo duran las hemorragias?
- ¿Menos de un minuto?
- ¿Unos cuantos minutos?
- ¿Más tiempo?

What do you usually do to stop the nosebleed?

¿Qué hace Ud. para mitigar la hemorragia?

Have the nosebleeds gotten worse since they first started?

¿Han empeorado las hemorragias desde que Ud. tuvo la primera?

Ulcers

Úlceras

Do you have any ulcers?
- Where?
  - In your nose?
  - In your mouth?
  - On your tongue?
  - On your lips?
  - Other?

¿Tiene Ud. úlceras?
- ¿Dónde?
  - ¿En la nariz?
  - ¿En la boca?
  - ¿En la lengua?
  - ¿En los labios?
  - ¿En otra parte?

How would you describe them?
- Soft?
- Hard?
- Crusty?
- Moist?

¿Cómo las describiría Ud.?
- ¿Blandas?
- ¿Duras?
- ¿Costrosas?
- ¿Húmedas?

How long have you had them?
- Do they recur?

¿Hace cuánto tiempo que Ud. las tiene?
- ¿Vuelven a aparecer?

Do you notice that the ulcers are associated with any activity or event?
- What?

¿Ha notado Ud. si las úlceras están relacionadas con alguna actividad o evento?
- ¿Cuál?

Do the ulcers interfere with eating or drinking?
- How?

¿Sus úlceras interfieren cuando come o bebe?
- ¿Cómo?

Medical history

Have you ever had any allergies that caused breathing difficulty and a sensation that your throat was closing?

¿Ha tenido Ud. alguna vez alguna alergia que le causó dificultad en respirar y que le dió la sensación de que la garganta se le cerraba?

- When did these symptoms typically occur?
- How did you deal with them?
- How were they treated?

- ¿En qué ocasiones ocurrían típicamente estos síntomas?
- ¿Cómo los trató Ud.?
- ¿Qué tratamiento tuvieron?

Have you ever had a neck injury or experienced difficulty moving your neck in any direction?
- What?
- When did it occur?
- What helped relieve it?

¿Ha tenido Ud. alguna vez una herida o dificultad en mover el cuello en cualquier dirección?
- ¿Cuál?
- ¿Cuándo ocurrió?
- ¿Qué le alivió?

Have you ever had neck surgery?
- When?
- For what reason?

¿Ha tenido Ud. cirugía en el cuello?
- ¿Cuándo?
- ¿Por qué razón?

Have you ever had:
- head trauma?
- skull surgery?
- jaw surgery?
- facial fractures?
  - When?
  - What happened before?
  - What happened afterward?

¿Ha tenido Ud. alguna vez:
- trauma de la cabeza?
- cirugía del cráneo?
- cirugía de la mandíbula?
- fracturas de la cara?
  - ¿Cuándo?
  - ¿Qué pasó?
  - ¿Qué pasó después?

Do you have a history of sinus infections or tenderness?
- When did it start?
- How was it treated?

Tiene Ud. un historial de infecciones de los senos frontales o sensibilidad anormal al tacto o presión?
- ¿Cuándo empezó?
- ¿Qué tratamiento se le dió?

Have you suffered from headaches or tightness in the neck or jaw?
- What measures help?
  - Relaxation?
  - Exercise?
  - Massage?
- Is headache or neck or jaw tightness related to any of the following?
  - Lack of sleep?
  - Missed meals?
  - Stress?

¿Ha sufrido Ud. de dolores de cabeza o tensión del cuello o de la mandíbula?
- ¿Qué medidas le ayudan?
  - ¿Relajación?
  - ¿Ejercicio?
  - ¿Masaje?
- ¿El dolor de cabeza o del cuello o la tensión de la mandíbula se relaciona con alguno de los siguientes?
  - Falta de sueño?
  - Saltearse comidas?
  - Tensión?

Have any of your family members had a neurologic disease?
- Which relative?
- How was it treated?

¿Ha tenido algún miembro de su familia una enfermedad neurológica?
- ¿Qué pariente?
- ¿Qué tratamiento recibió?

Family history

Have any of your family members had:
- high blood pressure?
- stroke?
- heart disease?
- headaches?
- arthritis?
  When?
  How was it treated?

¿Hay algún miembro de su familia que haya tenido:
- presión sanguínea alta?
- ataque apopléjico?
- enfermedad cardiaca?
- dolores de cabeza?
- artritis?
  ¿Cuándo?
  ¿Qué tratamiento se le dió?

Medications

Do you take any medications?
- Prescription?
- Over the counter?
- Other?

Medicamentos

¿Toma Ud. medicamentos?
- ¿De receta?
- ¿Sin necesidad de receta?
- ¿Otros?

Health patterns

Which prescription drugs do you take routinely?
- How often do you take them?
  Once daily?
  Twice daily?
  Three times daily?
  Four times daily?
  More often?

¿Qué medicamentos de receta toma Ud. rutinariamente?
- ¿Con qué frecuencia los toma?
  ¿Una vez al día?
  ¿Dos veces al día?
  ¿Tres veces al día?
  ¿Cuatro veces al día?
  ¿Con más frecuencia?

Which over-the-counter medications do you take routinely?
- How often do you take them?
  Once daily?
  Twice daily?
  Three times daily?
  Four times daily?
  More often?

¿Qué medicamentos que no necesitan receta toma con regularidad?
- ¿Con qué frecuencia los toma?
  ¿Una vez al día?
  ¿Dos veces al día?
  ¿Tres veces al día?
  ¿Cuatro veces al día?
  ¿Con más frecuencia?

Which medications do you take periodically?

¿Qué medicamentos toma Ud. periódicamente?

Why do you take these medications?

¿Por qué toma Ud. estos medicamentos?

How much and how often do you take each medication?

¿Qué dosis toma Ud. de cada medicamento?

How does each medication make you feel?

¿Cómo le hace sentirse cada uno de estos medicamentos?

Are you allergic to any medications?
- Which medications?
- What happens when you have an allergic reaction?

¿Es Ud. alérgico(a) a cualquier medicamento?
- ¿Qué medicamentos?
- ¿Qué pasa cuando Ud. tiene una reacción alérgica?

Personal habits

Hábitos personales

Do you smoke or chew tobacco?
- What do you smoke?
  - Cigarettes?
  - Cigars?
  - Pipe?
- How long have you smoked or chewed tobacco?
- How many cigarettes, cigars, or pipes of tobacco do you smoke per day?
- How much tobacco do you chew per day?
- Did you ever stop?
  - How long did it last?
  - What method did you use to stop?
  - Do you remember why you started again?
- If you do not use tobacco now, have you smoked or chewed tobacco in the past?
  - What influenced you to stop?

¿Fuma Ud. o masca tabaco?
- ¿Qué fuma Ud.?
  - ¿Cigarrillos?
  - ¿Cigarros (puros)?
  - ¿Pipa?
- ¿Hace cuánto tiempo que fuma o masca Ud. tabaco?
- ¿Cuántos cigarrillos, cigarros (puros) o pipas de tabaco fuma Ud. al día?
- ¿Cuánto tabaco masca Ud. al día?
- ¿Alguna vez dejó Ud. de fumar o mascar?
  - ¿Cuánto tiempo duró?
  - ¿Qué método usó Ud. para dejar de fumar o mascarlo?
  - ¿Recuerda Ud. porque volvió al hábito otra vez?
- ¿Si no usa tabaco actualmente, ha fumado o mascado Ud. tabaco en tiempos pasados?
  - ¿Qué fue lo que le influyó a dejar de usarlo?

Do you drink alcoholic beverages?
- What type?
  - Beer?
  - Wine?
  - Hard liquor?
- How often do you drink?
- How many drinks?
  - Spread over how much time?

¿Toma Ud. bebidas alcohólicas?
- ¿Qué clase?
  - ¿Cerveza?
  - ¿Vino?
  - ¿Aguardiente?
- ¿Con qué frecuencia bebe Ud.?
- ¿Cuántas bebidas?
  - ¿Durante cuánto tiempo?

Do you grind your teeth?

¿Cruje Ud. sus dientes?

How often do you brush and floss your teeth?

¿Con qué frecuencia se lava Ud. los dientes o usa hilo dental?

When was your last dental examination?

¿Cuándo fue la última vez que tuvo Ud. un reconocimiento dental?

- What were the results of the examination?
- ¿Cuáles fueron los resultados de éste?

Do you wear a seat belt when you are in an automobile?

¿Usa Ud. cinturón de seguridad cuando va en automóvil?

Activities

Actividades

Has your head or neck problem interfered with your activities of daily living?
- How?

¿Su problema de la cabeza o del cuello ha interferido con sus actividades cotidianas?
- ¿Cómo?

Do you do any exercises to help with your problem?
- Which exercises?

¿Hace Ud. algún ejercicio para mejorar su problema?
- ¿Qué tipo de ejercicio?

Do you participate in any sports that require a helmet?
- Which sports?
- How often do you participate in these sports?

¿Participa Ud. en algún deporte que exija el uso de casco?
- ¿Qué deportes?
- ¿Con qué frecuencia participa Ud. en estos deportes?

Nutrition

Nutrición

Has your head or neck problem interfered with your ability to eat or drink?
- How?

¿Su problema de la cabeza o del cuello interfiere con su habilidad de comer o beber?
- ¿Cómo?

Which foods are difficult for you to eat?

¿Con qué clase de alimentos tiene Ud. dificultad?

Which foods are easy for you to eat?

¿Qué alimentos puede Ud. comer con facilidad?

Sexual patterns

Hábitos sexuales

Has your head or neck problem interfered with your usual sexual activity?
- How?

¿Ha interferido su problema de la cabeza o del cuello con sus actividades sexuales?
- ¿Cómo?

Environment

Condiciones externas

Do weather changes seem to affect the problem in any way?
- How?

¿Su problema es afectado de alguna forma con los cambios de clima?
- ¿Cómo?

Does the problem worsen in cold or damp weather?

¿Se empeora el problema con el frío o con el tiempo húmedo?

Psychosocial considerations

Coping skills	Habilidad de darse abasto
Do you feel any stress because of your current problem?	**¿Siente Ud. tensión a causa de su problema actual?**
What measures do you routinely use to cope with stress?	**¿Qué medidas toma Ud. rutinariamente para hacer frente a la tensión?**

Roles	Relaciones
Does your head or neck problem affect the way you feel about yourself or the way you relate to your family?	**¿Su problema de la cabeza o del cuello afecta la manera que Ud. se siente con usted mismo(a) o como se relaciona Ud. con su familia?**
- How?	- ¿Cómo?

Responsibilities	Responsabilidades
Does your job require long hours of sitting, such as at a computer? - How long?	**¿Su trabajo le exige estar sentado(a) por muchas horas, tal como ante una computadora?** - ¿Cuánto tiempo?
Does your job put you at risk for head injury?	**¿Su trabajo expone a Ud. al riesgo de sufrir una herida en la cabeza?**
Do you wear a hard hat?	- ¿Usa Ud. casco?

Developmental considerations

For the pediatric patient	Para el (la) paciente de pediatría
Is your drinking water treated with fluoride? - Does the child take fluoride tablets?	**¿Está el agua potable tratada con fluoruro?** - ¿Toma el niño (la niña) tabletas de fluoruro?
Does the child use a pacifier or suck his or her thumb?	**¿Usa la criatura un chupete (pacificador) o se chupa el dedo?**
- When did the child begin teething? - Does the child have tonsils? - When were they removed? - Why were they removed?	- ¿Cuándo comenzó la dentición del niño (la niña)? - ¿Tiene la criatura amígdalas? - ¿Cuándo se las sacaron? - ¿Por qué se las sacaron?

For the elderly patient

Para el (la) paciente anciano(a)

Do you wear dentures?
- How long have you had them?
- How well do they fit?
- Do they cause any pain or discomfort?

¿Tiene Ud. dentadura postiza?
- ¿Hace cuánto tiempo que la tiene?
- ¿Le quedan bien?
- ¿Le molestan o le causan dolor?

9

Eyes

Current health problems

Blurred vision

Do you have blurred vision?
- When did you first notice it?
- How long have you had it?

What things in your line of vision appear blurred?

Is it associated with any activity, such as:
- sitting?
- standing?
- walking?
- changing positions?
- other?

Do you experience any other signs or symptoms, such as:
- headache?
- dizziness?
- nausea?
- fainting?

Does anything accompany the blurred vision?
- Spots?
- Floaters?
- Halos around lights?
  - Was this a sudden change or has it occurred for a while?
  - How long?

Does anything seem to aggravate it?
- What?

Visión borrosa

¿Tiene Ud. visión borrosa?
- ¿Cuándo la notó Ud. por primera vez?
- ¿Hace cuánto tiempo que la tiene?

¿Qué objetos en su campo visual parecen estar borrosos?

¿Se relaciona esto concualquier actividad, tal como:
- estar sentado(a)?
- estar parado(a)?
- caminar?
- cambiar de posición?
- otra?

¿Tiene Ud. otros síntomas, tal como:
- dolor de cabeza?
- mareo?
- náuseas?
- desmayos?

¿Va la visión borrosa acompañada de algo más?
- ¿Manchas?
- ¿Círculos?
- ¿Luces con halos?
  - ¿Fue éste un cambio súbito o lo ha tenido Ud. por algún tiempo?
  - ¿Cuánto tiempo?

¿Hay algo que lo agrava?
- ¿Qué?

Does anything seem to relieve it?
- What?

¿Hay algo que lo alivia?
- ¿Qué?

Vision changes

Cambios de visión

Do you have any problems seeing?
- What?
    - Seeing objects far away?
    - Seeing objects close?
    - Other?

¿Tiene problemas de visión?
- ¿Qué problemas?
    - ¿Ver objetos a distancia?
    - ¿Ver objetos de cerca?
    - ¿Otro?

Have you noticed a change in your vision?
- What change have you noticed?
- When did you first notice the change?
- How long have you had it?

¿Ha notado Ud. algún cambio en su vista?
- ¿Qué cambio ha notado?
- ¿Cuándo notó Ud. este cambio por primera vez?
- ¿Hace cuánto tiempo que lo tiene?

Do you wear corrective lenses?
- How long have you worn them?
- Why do you wear them?

¿Usa Ud. lentes correctivos?
- ¿Hace cuánto tiempo que los usa?
- ¿Por qué los usa Ud.?

What type of corrective lenses do you wear?
- Glasses?
- Contact lenses?
    - Hard contact lenses?
    - Soft contact lenses?

¿Qué tipo de lentes correctivos usa Ud.?
- ¿Lentes?
- ¿Lentes de contacto?
    - ¿Lentes de contacto duros?
    - ¿Lentes de contacto blandos?

How often do you wear the corrective lenses?
- All the time?
- For certain activities, such as:
    - Reading?
    - Close work?
    - Driving?
    - Other?

¿Con qué frecuencia usa Ud. los lentes correctivos?
- ¿Todo el tiempo?
- Con ciertas actividades, tal como:
    - ¿Leer?
    - ¿Trabajo minucioso?
    - ¿Conducir?
    - ¿Otro?

Did you ever stop wearing the corrective lenses?
- Why?
- When did you stop?

¿Alguna vez dejó Ud. de usar los lentes correctivos?
- ¿Por qué?
- ¿Cuándo dejó Ud. de usarlos?

Eye
El ojo

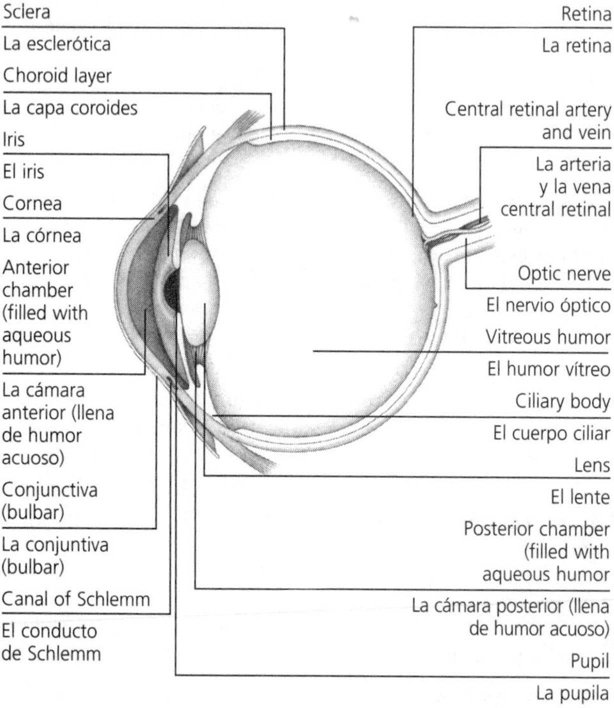

Sclera
La esclerótica
Choroid layer
La capa coroides
Iris
El iris
Cornea
La córnea
Anterior chamber (filled with aqueous humor)
La cámara anterior (llena de humor acuoso)
Conjunctiva (bulbar)
La conjuntiva (bulbar)
Canal of Schlemm
El conducto de Schlemm

Retina
La retina
Central retinal artery and vein
La arteria y la vena central retinal
Optic nerve
El nervio óptico
Vitreous humor
El humor vítreo
Ciliary body
El cuerpo ciliar
Lens
El lente
Posterior chamber (filled with aqueous humor
La cámara posterior (llena de humor acuoso)
Pupil
La pupila

Medical history

When did you last have your lenses changed?	**¿Cuándo fue la última vez que le cambiaron los lentes?**
Do you suffer from frequent eye infections or inflammation?	**¿Sufre Ud. de frecuentes infecciones o inflamación de los ojos?**
- How often?	- ¿Con qué frecuencia?
- How is it treated?	- ¿Qué tratamiento recibe?
Have you ever had eye surgery?	**¿Ha tenido cirugía ocular?**
- When?	- ¿Cuándo?
- For what reason?	- ¿Por qué razón?
- What kind of surgery?	- ¿Qué clase de cirugía?

Have you ever had an eye injury?
- What kind of injury?
- When did it happen?
- How was it treated?

¿Ha tenido Ud. alguna vez una herida en el ojo?
- ¿Qué clase de herida?
- ¿Cuándo la tuvo?
- ¿Qué tratamiento recibió?

Do you often have styes?
- How often?
- How are they treated?

¿Le salen orzuelos con frecuencia?
- ¿Con qué frecuencia?
- ¿Qué tratamiento se les da?

Do you have a history of high blood pressure or diabetes?

¿Tiene Ud. un historial de presión sanguínea alta o de diabetes?

Family history

Has anyone in your family ever been treated for any of the following:
- Cataracts?
- Glaucoma?
- Blindness?
  - Who was it?
  - How was it treated?

¿Hay algún miembro de su familia que haya tenido alguno de los siguientes?
- ¿Cataratas?
- ¿Glaucoma?
- ¿Ceguera?
  - ¿Quién fue?
  - ¿Qué tratamiento recibió?

Does anyone in your family wear corrective lenses?
- Who wears them?
- How long have they worn them?
- Why do they wear them?

¿Hay algún miembro de su familia que use lentes correctivos?
- ¿Quién los usa?
- ¿Hace cuánto tiempo que los usa?
- ¿Por qué los usa?

Health patterns

Medications

Do you take any medications?
- Prescription?
- Over the counter?
- Other?

Which prescription medications do you take routinely?
- How often do you take them?
  - Once daily?
  - Twice daily?
  - Three times daily?
  - Four times daily?
  - More often?

Medicamentos

¿Toma Ud. medicamentos?
- ¿De receta?
- ¿Sin receta?
- ¿Otro?

¿Qué medicamentos de receta toma Ud. por rutina?
- ¿Con qué frecuencia los toma?
  - ¿Una vez al día?
  - ¿Dos veces al día?
  - ¿Tres veces al día?
  - ¿Cuatro veces al día?
  - ¿Con más frecuencia?

Which over-the-counter medications do you take routinely?

- How often do you take them?
  - Once daily?
  - Twice daily?
  - Three times daily?
  - Four times daily?
  - More often?

¿Qué medicamentos que no necesitan receta toma Ud. por rutina?

- ¿Con qué frecuencia los toma?
  - ¿Una vez al día?
  - ¿Dos veces al día?
  - ¿Tres veces al día?
  - ¿Cuatro veces al día?
  - ¿Con más frecuencia?

Which medications do you take periodically?

¿Qué medicamentos toma Ud. periódicamente?

Why do you take these medications?

¿Por qué toma Ud. estos medicamentos?

What is the dosage for each medication?

¿Qué dosis toma Ud. de cada uno?

How does each medication make you feel?

¿Cómo le hace sentirse cada uno de estos medicamentos?

Are you allergic to any medications?

- Which medications?
- What happens when you have an allergic reaction?

¿Es Ud. alérgica(o) a algún medicamento?

- ¿A cuál o cuáles?
- ¿Qué pasa cuando Ud. tiene una reacción alérgica?

Are you currently taking any prescription medications for your eyes?

- Which medications?
- How often?

¿Toma Ud. actualmente medicamento(s) de receta?

- ¿Qué medicamento(s)?
- ¿Con qué frecuencia?

Personal habits

Do you smoke or chew tobacco?

- What do you smoke?
  - Cigarettes?
  - Cigars?
  - Pipe?
- How long have you smoked or chewed tobacco?
- How many cigarettes, cigars, or pipes of tobacco do you smoke per day?
- How much tobacco do you chew per day?
- Did you ever stop?
  - How long did it last?
  - What method did you use to stop?

Hábitos personales

¿Fuma Ud. o masca tabaco?

- ¿Qué fuma?
  - ¿Cigarrillos?
  - ¿Cigarros (puros)?
  - ¿Pipa?
- ¿Hace cuánto tiempo que Ud. fuma o masca tabaco?
- ¿Cuántos cigarrillos, cigarros (puros) o pipas de tabaco fuma Ud. al día?
- ¿Cuánto tabaco masca al día?
- ¿Dejó Ud. el hábito alguna vez?
  - ¿Cuánto tiempo le duró?
  - ¿Qué método usó Ud. para dejar de fumar o mascar tabaco?

Do you remember why you started again?

¿Recuerda Ud. por qué volvió a mascar o fumar otra vez?

- If you do not use tobacco now, have you smoked or chewed tobacco in the past?
  What influenced you to stop?

- Si actualmente no usa tabaco, ¿ha Ud. fumado o mascado tabaco en tiempos pasados?
  ¿Qué influyó sobre Ud. para que dejara de usarlo?

Do you drink alcoholic beverages?

¿Toma Ud. bebidas alcohólicas?

- What type?
  Beer?
  Wine?
  Hard liquor?
- How often do you drink?
- How many drinks?
  Spread over how much time?

- ¿Qué tipo?
  ¿Cerveza?
  ¿Vino?
  ¿Aguardiente?
- ¿Con qué frecuencia bebe Ud.?
- ¿Cuántas bebidas?
  ¿Durante cuánto tiempo?

When was your last eye examination?

¿Cuándo tuvo Ud. su último reconocimiento de los ojos?

- What were the results?

- ¿Cuáles fueron los resultados?

Activities

Actividades

Do you engage in any sports?

¿Participa Ud. en algún deporte?

Do you wear goggles when engaging in sports that might irritate or endanger the eye, such as swimming, fencing, or playing racquetball?

¿Se pone Ud. anteojos protectores cuando hace deportes que puedan irritar o dañar los ojos, tal como nadar, practicar esgrima, o jugar al "*racquetball*"?

If you are visually impaired, are your social activities curtailed?

Si Ud. tiene la vista dañada, ¿se restringen sus actividades sociales?

- To what extent?

- ¿Hasta qué punto?

Environment

Medio ambiente

Does the air where you work or live contain anything that causes you eye problems, such as:

¿El ambiente donde Ud. trabaja o vive le causa problemas en los ojos?

- Cigarette smoke?
- Chemicals?
- Glues?
- Formaldehyde insulation?
  What problems do you notice?

- ¿El humo de cigarrillos?
- ¿Productos químicos?
- ¿Pegamento, cola?
- ¿Aislamiento de formaldehído?
  ¿Qué problemas ha notado?

Psychosocial considerations

Roles	Relaciones
How does wearing glasses or contact lenses make you feel about yourself?	¿Cómo se siente Ud. al usar lentes correctivos o lentes de contacto?
Are your glasses or contact lenses a problem for you?	¿Los lentes correctivos o de contacto le causan un problema?

Responsibilities	Responsabilidades
Does your health insurance cover eye examinations and lenses?	¿Su seguro médico cubre reconocimientos oculares y lentes correctivos?
Does your occupation require close use of your eyes, such as long-term reading or prolonged use of a video display terminal?	¿Su trabajo requiere que use mucho la vista, tal como leer o utilizar una pantalla de video por mucho tiempo?
Do you wear goggles when working with power tools, chain saws, or table saws?	¿Usa Ud. anteojos protectores cuando trabaja con herramientas mecánicas, sierras de cadena o sierras de mesa?
Do vision problems make it difficult to fulfill home or work obligations?	¿Sus problemas de visión le causan dificultad en cumplir con sus obligaciones en casa o en el trabajo?

Developmental considerations

For the pediatric patient	Para el (la) paciente de pediatría
Does the infant gaze at you or other objects and blink at bright lights or quick, nearby movements?	¿La criatura mira fijamente a Ud. o a otros objetos y parpadea al ver luces brillantes o movimientos rápidos de objetos cercanos?
Are the child's eyes ever crossed?	¿Hay veces que la criatura tiene bizquera?
Do both eyes ever move in different directions?	¿Hay ocasiones cuando los dos ojos se mueven en diferentes direcciones?
– Which directions?	– ¿En qué direcciones?
Does the child often rub the eyes?	¿La criatura se frota los ojos con frecuencia?

Does the child squint frequently?

¿El niño (la niña) mira con frecuencia con los ojos entrecerrados?

Does the child often bump into or have difficulty picking up objects?

¿Se da el niño (la niña) golpes contra objetos con frecuencia o tiene dificultad en recoger objetos?

Does the child sit close to the television at home?

¿Se sienta el niño (la niña) muy cerca de la televisión?

How is the child's progress in school?

¿Ha progresado el niño (la niña) en el colegio?

Does the child have to sit at the front of the classroom to see the chalkboard?

¿Se tiene que sentar la criatura en la parte delantera de la clase para poder ver la pizarra?

For the elderly patient

Para el (la) paciente anciano(a)

Do your eyes feel dry?

¿Siente secos los ojos?

Do you have difficulty seeing to the side but not in front of you?

¿Tiene Ud. dificultad en ver de lado pero no de frente?

Do you have problems with glare?

¿Le molesta la luz brillante?

Do you have any problems discerning colors?

¿Tiene problemas en distinguir los colores?

Do you have difficulty seeing at night?
- What improves this?

¿Tiene Ud. dificultad en ver de noche?
- ¿Qué es lo que mejora esto?

10

Ears

Current health problems

Hearing changes

Have you recently noticed a change in your hearing?
- When did you first notice it?
- How long have you had it?

Is the change only in one ear?
- Which ear?

Did the change come on suddenly?
- When?

When does the change in hearing occur?
- With all sounds?
- High-pitched sounds only?
- Low-pitched sounds only?

Is the change always present?
- When does it occur?

How would you describe the change?
- Muffling?
- Ringing?
- Crackling?
- Other?

Do you have any other symptoms, such as:
- Pain?
- Ringing?
- Headache?
- Pressure?
- Dizziness?

Cambios en la audición

¿Ha notado Ud. últimamente un cambio en su capacidad auditiva?
- ¿Cuándo lo notó Ud. por primera vez?
- ¿Hace cuánto tiempo que lo tiene?

¿Es el cambio sólo en un oído?
- ¿Qué oído?

¿Fue súbito este cambio?
- ¿Cuándo?

¿Cuándo ocurre el cambio en la audición?
- ¿Con todos los sonidos?
- ¿Sólo con sonidos agudos?
- ¿Sólo con sonidos de tono grave?

¿Siempre se produce este cambio?
- ¿Cuándo ocurre?

¿Cómo describiría Ud. el cambio?
- ¿Sordo?
- ¿Zumbido?
- ¿Crujiente?
- ¿Otro?

¿Tiene Ud. otros síntomas, tal como:
- ¿Dolor?
- ¿Zumbido?
- ¿Dolor de cabeza?
- presión?
- mareo?

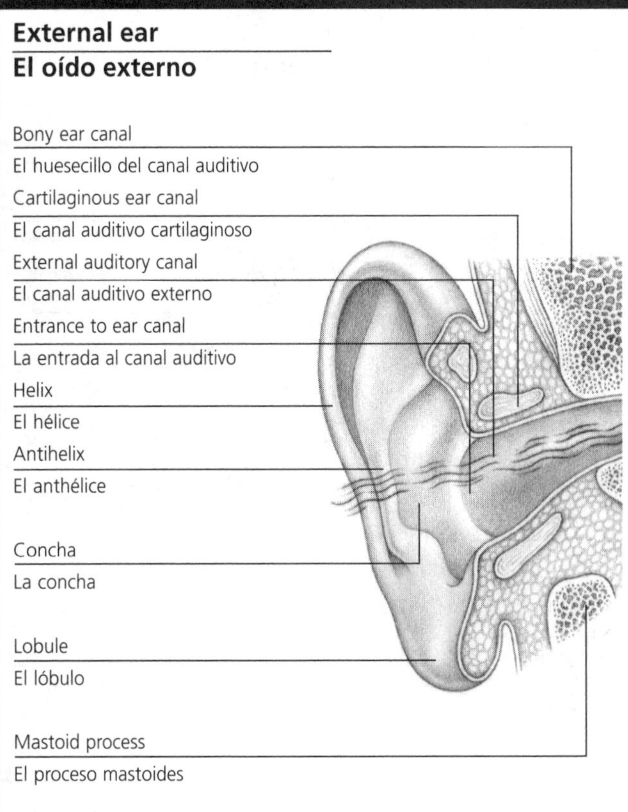

What aggravates it?	**¿Qué es lo que lo agrava?**
What improves it?	**¿Qué es lo que lo alivia?**

Tinnitus	**Tinnitus (Zumbido)**
Have you noticed a ringing in your ears?	**¿Ha notado Ud. un zumbido en los oídos?**
– When did you first notice it?	– ¿Cuándo lo notó por primera vez?
– How long have you had it?	– ¿Hace cuánto tiempo que lo tiene?
Is the ringing only in one ear?	**¿Es el zumbido sólo en un oído?**
– Which ear?	– ¿En qué oído?
Did the ringing come on suddenly?	**¿ Se produjo el zumbido de repente?**
– When?	– ¿Cuándo?

Middle ear and inner ear
El oído medio y el oído interno

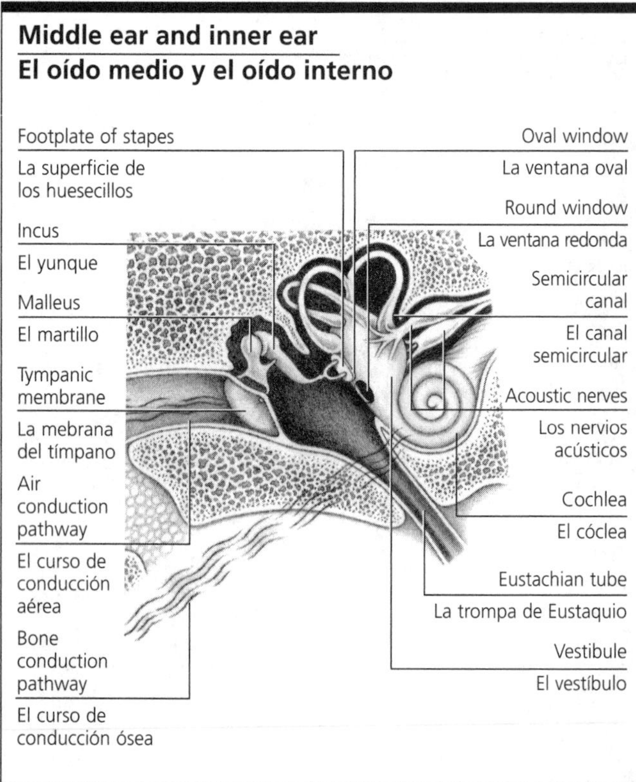

Does the ringing occur all the time?	**¿Tiene Ud. el zumbido todo el tiempo?**
- How often does it occur?	- ¿Con qué frecuencia le ocurre?
- How long does it last?	- ¿Cuánto tiempo le dura?
- Is there anything that seems to occur before the ringing starts? What?	- ¿Ocurre algo antes de comenzar el zumbido? ¿Qué?
What aggravates the ringing?	**¿Qué agrava el zumbido?**
What relieves the ringing?	**¿Qué alivia el zumbido?**
Do any other symptoms accompany the ringing?	**¿Va acompañado este zumbido con otros síntomas?**
- What?	- ¿Cuáles?

Medical history

Have you ever had trouble with earwax?	**¿Ha sentido Ud. molestia con la cerilla en los oídos?**
- When?	- ¿Cuándo?

– How was it treated?

– ¿Qué tratamiento recibió?

Have you ever had an ear injury?
– When?
– What type of injury?
– How was it treated?

¿Ha tenido Ud. alguna vez una herida en el oído?
– ¿Cuándo?
– ¿Qué tipo de herida?
– ¿Qué tratamiento se le dió?

Have you ever had a foreign body in your ear?
– When?
– How was it treated?

¿Ha tenido Ud. alguna vez un objeto extraño en el oído?
– ¿Cuándo?
– ¿Qué tratamiento se le dió?

Do you suffer from frequent ear infections?
– How often?
– How long do they last?
– How are they treated?

¿Sufre Ud. de frecuentes infecciones del oído?
– ¿Con qué frecuencia?
– ¿Cuánto tiempo le duran?
– ¿Qué tratamiento se les ha dado?

Have you ever had drainage from your ears?
– When?
– How was it treated?

¿Ha tenido Ud. drenaje en los oídos?
– ¿Cuándo?
– ¿Qué tratamiento se les dió?

Have you ever had problems with any of the following:
– Balance?
– Dizziness?
– Vertigo?
When?
How was it treated?

¿Ha tenido Ud. alguna vez algunos de los siguientes problemas?
– ¿Equilibrio?
– ¿Mareo?
– ¿Vértigo?
¿Cuándo?
¿Qué tratamiento se le dió?

Family history

Has anyone in your family ever had a hearing problem?
– Who was it?
– When did it occur?
– How was it treated?

¿Hay algún miembro de su familia que haya tenido problemas del oído?
– ¿Quién fue?
– ¿Cuándo ocurrió esto?
– ¿Qué tratamiento se le dió?

Health patterns

Medications

Do you take any medications?
– Prescription?
– Over the counter?
– Other?

Medicamentos

¿Toma Ud. medicamentos?
– ¿De receta?
– ¿Sin necesidad de receta?
– ¿Otro?

Which prescription drugs do you take routinely?
- How often do you take them?
  - Once daily?
  - Twice daily?
  - Three times daily?
  - Four times daily?
  - More often?

¿Qué medicamentos de receta toma Ud. por rutina?
- ¿Con qué frecuencia los toma Ud.?
  - ¿Una vez al día?
  - ¿Dos veces al día?
  - ¿Tres veces al día?
  - ¿Cuatro veces al día?
  - ¿Con más frecuencia?

Which over-the-counter medications do you take routinely?
- How often do you take them?
  - Once daily?
  - Twice daily?
  - Three times daily?
  - Four times daily?
  - More often?

¿Qué medicamentos que no necesitan receta toma Ud. por rutina?
- ¿Con qué frecuencia los toma?
  - ¿Una vez al día?
  - ¿Dos veces al día?
  - ¿Tres veces al día?
  - ¿Cuatro veces al día?
  - ¿Con más frecuencia?

Which medications do you take periodically?

¿Qué medicamentos toma Ud. periódicamente?

Why do you take these medications?

¿Por qué toma Ud. estos medicamentos?

How much and how often for each medication?

¿Qué dosis toma Ud. de cada medicamento?

How does each medication make you feel?

¿Cómo le hace sentirse cada uno de estos medicamentos?

Are you allergic to any medications?
- Which medications?
- What happens when you have an allergic reaction?

¿Es Ud. alérgico(a) a algún medicamento?
- ¿A qué medicamentos?
- ¿Qué pasa cuando Ud. tiene una reacción alérgica?

Have you been taking any prescription medications, over-the-counter medications, or home remedies for your ears?
- What?
- How often do you use them?

¿Toma Ud. actualmente medicamentos de receta, medicamentos que no necesitan receta o remedios caseros para el oído?
- ¿Cuál (cuáles)?
- ¿Con qué frecuencia?

Personal habits

Hábitos personales

Do you smoke or chew tobacco?
- What do you smoke?
  - Cigarettes?
  - Cigars?
  - Pipe?
- How long have you smoked or chewed tobacco?

¿Fuma o masca Ud. tabaco?
- ¿Qué fuma Ud.?
  - ¿Cigarrillos?
  - ¿Cigarros (puros)?
  - ¿Pipa?
- ¿Hace cuánto tiempo que Ud. fuma o masca tabaco?

- How many cigarettes, cigars, or pipes of tobacco do you smoke per day?
- How much tobacco do you chew per day?
- Did you ever stop?
    - How long did it last?
    - What method did you use to stop?
- Do you remember why you started again?
- If you do not use tobacco now, have you smoked or chewed tobacco in the past?
    - What influenced you to stop?

- ¿Cuántos cigarrillos, cigarros (puros) o pipas de tabaco fuma Ud. al día?
- ¿Cuánto tabaco masca Ud. al día?
- ¿Ha dejado Ud. el hábito alguna vez?
    - ¿Por cuánto tiempo lo dejó?
    - ¿Qué método usó Ud. para dejarlo?
- ¿Recuerda Ud. por qué volvió a mascar o fumar otra vez?
- Si actualmente no usa tabaco, ¿ha Ud. fumado o mascado tabaco en tiempos pasados?
    - ¿Qué influyó sobre Ud. para dejar de usar tabaco?

Do you drink alcoholic beverages?
- What type?
    - Beer?
    - Wine?
    - Hard liquor?
- How often do you drink?
- How many drinks?
    - Spread over how much time?

¿Toma Ud. bebidas alcohólicas?
- ¿Qué tipo?
    - ¿Cerveza?
    - ¿Vino?
    - ¿Aguardiente?
- ¿Con qué frecuencia bebe Ud.?
- ¿Cuántas bebidas?
    - ¿Durante cuánto tiempo?

When was your last ear examination and hearing test?
- What were the results?

¿Cuándo tuvo Ud. su último reconocimiento del oído?
- ¿Cuáles fueron los resultados?

How do you routinely care for your ears?

¿Cómo cuida Ud. habitualmente sus oídos?

Do you wear a hearing aid?
- In which ear?
- Do you wear it all the time?
- How long have you had it?
- For what reason did you get it?

¿Usa Ud. un audífono?
- ¿En qué oído?
- ¿Se lo pone Ud. todo el tiempo?
- ¿Hace cuánto tiempo que Ud.lo tiene?
- ¿Por qué lo tiene Ud.?

Activities

Actividades

Does your hearing difficulty interfere with your daily activities?
- How?

¿La dificultad auditiva interfiere en su vida cotidiana?
- ¿Cómo?

Do you listen to loud music or turn up the television volume?
- How often?
- For how long each time?

¿Escucha la música demasiado alta o pone Ud. la televisión más fuerte?
- ¿Con qué frecuencia?
- ¿Por cuánto tiempo cada vez?

Environment

Are you around loud equipment, such as heavy machinery, airguns, or airplanes?

- How long are you exposed to them per day?
- Do you wear protective ear coverings when you are exposed to them?

Medio ambiente

¿Está Ud. alrededor de equipos ruidosos, tal como maquinaria pesada, pistolas de aire o aviones?

- ¿Por cuánto tiempo al día está Ud. expuesto a ellos?
- ¿Usa protectores para el oído cuando Ud. está expuesto(a) a ellos?

Psychosocial considerations

Roles

Has your hearing difficulty affected the way you feel about yourself?

- How?

Relaciones

¿Su dificultad auditiva ha afectado la manera en que Ud. se siente respecto de usted mismo(a)?

- ¿Cómo?

Responsibilities

Does your hearing difficulty interfere with your daily work?

- How?

Does your hearing difficulty affect your relationships with other people?

- How?

Responsabilidades

¿Su dificultad auditiva interfiere en su vida cotidiana?

- ¿Cómo?

¿Su dificultad auditiva afecta sus relaciones con otras personas?

- ¿Cómo?

Developmental considerations

For the pediatric patient

Does the infant respond to loud or unusual noises?

Does the infant babble?

Does the toddler rely on gestures and make no attempt to produce sounds?

Is the toddler speaking appropriately for his or her age?

Have you noticed the child tugging at either ear?

Para el (la) paciente de pediatría

¿Responde el (la) infante(a) a ruidos fuertes o extraños?

¿Balbucea el (la) infante(a)?

¿El (la) pequeño(a) depende de ademanes y no trata de responder con sonidos?

¿Habla el (la) pequeño(a) adecuadamente para su edad?

¿Ha notado Ud. si la criatura se jala una oreja?

- Which ear?

- ¿Qué oreja?

Have you noticed any coordination problems?
- What?
- When did you first notice the problem?

¿Ha notado Ud. problemas de coordinación?
- ¿Cuáles?
- ¿Cuándo notó Ud. el problema por primera vez?

Has the child had any of the following:
- Meningitis?
- Recurrent otitis media?
- Mumps?
- Encephalitis?
  When?
  How was it treated?

¿Ha tenido la criatura cualquiera de las siguientes?
- ¿Meningitis?
- ¿Recurrencia de otitis media?
- ¿Parotiditis (paperas)?
- ¿Encefalitis?
  ¿Cuándo?
  ¿Qué tratamiento se le dió?

For the elderly patient

Para el (la) paciente anciano(a)

Have you noticed any change in your hearing recently?
- What kind of change?
- Is the change in only one ear?
  Which ear?

¿Ha notado Ud. recientemente algún cambio en su capacidad auditiva?
- ¿Qué clase de cambio?
- ¿Es el cambio sólo en un oído?
  ¿Qué oído?

Do you wear a hearing aid?
- In which ear?
- How long have you had it?
- How do you care for it?

¿Usa Ud. audífono?
- ¿En qué oído?
- ¿Hace cuánto tiempo que lo tiene?
- ¿Cómo lo cuida Ud.?

11

Respiratory system

Current health problems

Chest pain	Dolor de pecho
Do you have chest pain? – Is it constant? – Is it intermittent? – Where is it located?	**¿Tiene Ud. dolor de pecho?** – ¿Es constante? – ¿Es intermitente? – ¿Dónde se localiza el dolor?
Do any activities produce the pain?	**¿Qué actividad o actividades producen el dolor?**
Does the pain occur when you breathe normally or when you breathe deeply?	**¿Tiene Ud. el dolor cuando respira normalmente o cuando respira profundamente?**

Confusion	Confusión
Do you ever feel confused, restless, or faint? – When does the feeling occur? – How long does it last?	**¿Alguna vez siente Ud. confusión, desasosiego o desmayo?** – ¿Cuándo ocurre esto? – ¿Cuánto tiempo dura?

Cough	Tos
Do you have a cough? – What does it sound like? Dry? Hacking? Barking? Congested? – Does it usually occur at a certain time of day? When?	**¿Tiene Ud. tos?** – ¿Qué sonido tiene? ¿Seco? ¿Tos seca? ¿Tos perruna? ¿Congestionada? – ¿Por lo general, ocurre a cierta hora del día? ¿Cuándo?
Do you cough up sputum? – How much do you cough up each day? – What color is it? – How does it smell? – Is it thick or thin? – What time of day do you cough up the most sputum?	**¿Expectora Ud.?** – ¿Cuánto expectora Ud. al día? – ¿De qué color es? – ¿Qué olor tiene? – ¿Es el esputo denso o claro? – ¿A qué hora del día expectora Ud. más?

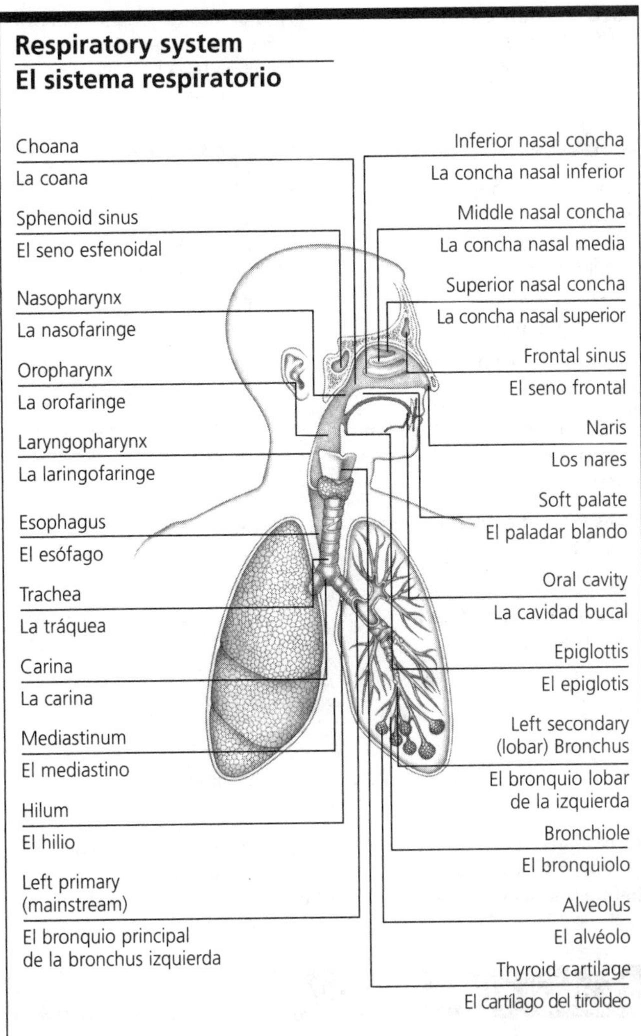

Morning?	¿Por la mañana?
Night?	¿Por la noche?
After meals?	¿Después de las comidas?

Fluid retention

Retención de fluido

Do you suffer from ankle swelling or shortness of breath at night?

¿Sufre Ud. de inflamación (hinchazón) del tobillo o falta de respiración por la noche?

Have you noticed any weight gain recently?
- How much weight have you gained?

¿Ha notado Ud. algún aumento de peso recientemente?
- ¿Cuánto peso ha aumentado?

Shortness of breath

Falta de respiración

Do you have shortness of breath?
- Is it constant?
- Is it intermittent?
- Does position, medications, or relaxation relieve it?

¿Sufre Ud. de falta de respiración?
- ¿Es constante?
- ¿Es intermitente?
- ¿Qué postura, medicamentos o descanso la alivia?

Do your lips or nail beds ever turn blue?

¿Alguna vez los labios o el lecho de la uña se amoratan?

Does body position affect your breathing?
- How?

¿La postura del cuerpo afecta su respiración?
- ¿Cómo?

Does time of day affect your breathing?
- What time of day?

¿Su respiración se ve afectada a alguna hora del día?
- ¿A qué hora del día?

Does a particular activity affect your breathing?
- Which activity?
  - Bathing?
  - Walking?
  - Running?
  - Climbing stairs?
  - Other?

¿Alguna actividad en particular afecta su respiración?
- ¿Qué actividad?
  - ¿Bañarse?
  - ¿Caminar?
  - ¿Correr?
  - ¿Subir escaleras?
  - ¿Otra?

How many stairs can you climb, or blocks can you walk, before you feel short of breath?

¿Cuántos escalones puede Ud. subir o cuántas calles puede caminar antes de sentir falta de respiración?

Medical history

Have you had any lung problems, such as asthma or tuberculosis?
- What type of problem?
- How long did it last?
- How was the problem treated?

¿Ha tenido Ud. problemas de los pulmones, tal como asma o tuberculosis?
- ¿Qué tipo de problema?
- ¿Cuánto tiempo duró?
- ¿Qué tratamiento recibió?

Have you been exposed to anyone with a respiratory disease?
- What type of disease?
- When were you exposed?

¿Ha estado Ud. expuesto(a) a alguna persona que tenga una enfermedad respiratoria?
- ¿Qué clase de enfermedad?
- ¿Cuándo estuvo Ud. expuesto(a)?

Have you had chest surgery or any diagnostic study of the lungs?	**¿Ha tenido Ud. cirugía de los pulmones o se le ha hecho un estudio diagnóstico de los pulmones?**
– What type?	– ¿Qué tipo?
– Why did you have it?	– ¿Por qué tuvo la cirugía o por qué se le hizo el estudio?
When was your last chest X-ray?	**¿Cuándo se le tomó la última radiografía de los pulmones?**
When was your last tuberculosis test?	**¿Cuándo se le hizo el último análisis para la tuberculosis?**
Do you use any home remedies for respiratory problems?	**¿Usa Ud. remedios caseros para sus problemas respiratorios?**
– What do you use?	– ¿Qué usa Ud.?
Do you have allergies that flare up in different seasons?	**¿Tiene Ud. alergias que se exacerban durante diferentes temporadas del año?**
– What causes them?	– ¿Qué es lo que las causa?
– Do they cause:	– ¿Le causan alguno de los siguientes síntomas?
Runny nose?	¿Le gotea la nariz?
Itching eyes?	¿Tiene Ud. comezón en los ojos?
Congestion?	¿Está Ud. constipado?
Other symptoms?	¿Otros síntomas?
– What do you do to relieve these symptoms?	– ¿Qué hace Ud. para aliviar estos síntomas?
Have you ever been vaccinated against flu or pneumonia?	**¿Se ha vacunado Ud. contra la gripe o pulmonía?**
– What type of vaccination did you receive?	– ¿Qué tipo de vacuna se le administró?
– When did you receive it?	– ¿Cuándo se vacunó?
In the last 1 to 2 months, have you had:	**En los últimos dos meses ¿ha tenido:**
– fever?	– fiebre?
– chills?	– escalofríos?
– fatigue?	– fatiga?
– night sweats?	– sudor nocturno?
Have you ever had a blood test that showed you had anemia?	**¿Se le ha hecho un análisis de sangre que haya indicado que tenía anemia?**
– When?	– ¿Cuándo?
Do you ever have sinus pain?	**¿Alguna vez le duelen los senos nasales?**
Do you ever have nasal discharge or postnasal drip?	**¿Alguna vez ha tenido descarga nasal o goteo postnasal?**

Do you ever have a bad taste in your mouth or bad breath?

¿Alguna vez tiene Ud. mal sabor en la boca o mal aliento?

Family history

Has any member of your family had any of the following:
- Emphysema?
- Asthma?
- Respiratory allergies?
- Tuberculosis?
  Did you have contact with the family member who had tuberculosis?
  When?

¿Algún miembro de su familia tuvo alguno de los siguientes?
- ¿Enfisema?
- ¿Asma?
- ¿Alergias del sistema respiratorio?
- ¿Tuberculosis?
  ¿Estuvo Ud. en contacto con el miembro de la familia que tuvo tuberculosis?
  ¿Cuándo?

Health patterns

Medications

Medicamentos

Do you ever use over-the-counter nasal sprays or inhalers?
- What kind do you use?
- How frequently do you use them?

¿Alguna vez usa Ud. esprays o inhaladores nasales sin receta?
- ¿Qué clase usa Ud.?
- ¿Con qué frecuencia los usa Ud.?

Do you take any over-the-counter or prescription medications for your respiratory difficulties?
- Which medications?
- How often do you take them?
- When did you last take these medications?

¿Toma Ud. medicamentos sin necesidad de receta o de receta para sus dificultades respiratorias?
- ¿Qué medicamentos?
- ¿Con qué frecuencia los toma Ud.?
- ¿Cuándo fue la última vez que tomó estos medicamentos?

Do you use a nebulizer or other breathing treatment?
- What condition does it treat?
- What dose do you use?
- How often do you have a treatment?
- Do you ever experience any adverse effects from the treatment?
- Do you follow special instructions for using the treatment?

¿Usa Ud. un nebulizador u otro tratamiento para respirar?
- ¿Para qué condición usa Ud. el tratamiento?
- ¿Qué dosis se le dió?
- ¿Con qué frecuencia administra Ud. un tratamiento?
- ¿Alguna vez tiene Ud. efectos adversos a causa del tratamiento?
- ¿Sigue Ud. instrucciones especiales para el uso del tratamiento?

- When did you last do a treatment?

- ¿Cuándo tuvo Ud. el último tratamiento?

Do you use oxygen at home?
- Do you use a cannula or a mask?
- How often do you use it?
  Continuously?
  Intermittently?
- What is the liter flow rate of oxygen?
  At rest?
  With activity?
- Must you follow any special instructions?
- How long have you been using oxygen at home?
- Who is your supplier?
- Does your insurance cover the cost of oxygen therapy?

¿Usa Ud. oxígeno en casa?
- ¿Usa Ud. una cánula o máscara?
- ¿Con qué frecuencia la usa?
  ¿Continuamente?
  ¿De vez en cuando?
- ¿Cuál es la tasa de flujo de un litro de oxígeno?
  ¿En reposo?
  ¿En actividad?
- ¿Tiene Ud. que seguir instrucciones especiales?
- ¿Hace cuánto tiempo que Ud. usa oxígeno en casa?
- ¿Quién es su proveedor?
- ¿Cubre su seguro el costo de la terapia de oxígeno?

Do you take any other medications?
- Prescription?
- Over-the-counter?
- Other?

¿Toma Ud. otros medicamentos?
- ¿De receta?
- ¿Sin necesidad de receta?
- ¿Otro?

Which prescription medications do you take routinely?
- How often do you take them?
  Once daily?
  Twice daily?
  Three times daily?
  Four times daily?
  More often?

¿Qué medicamentos de receta toma Ud. por rutina?
- ¿Con qué frecuencia los toma?
  ¿Una vez al día?
  ¿Dos veces al día?
  ¿Tres veces al día?
  ¿Cuatro veces al día?
  ¿Con más frecuencia?

Which over-the-counter medications do you take routinely?
- How often do you take them?
  Once daily?
  Twice daily?
  Three times daily?
  Four times daily?
  More often?

¿Qué medicamentos que no necesitan receta toma Ud. por rutina?
- ¿Con qué frecuencia los toma?
  ¿Una vez al día?
  ¿Dos veces al día?
  ¿Tres veces al día?
  ¿Cuatro veces al día?
  ¿Con más frecuencia?

Which medications do you take periodically?

¿Qué medicamentos toma Ud. periódicamente?

Why do you take these medications?

¿Por qué toma Ud. estos medicamentos?

What is the dosage for each medication?

¿Qué dosis toma Ud. de cada uno de estos medicamentos?

How does each medication make you feel?	**¿Cómo le hace sentirse cada uno de estos medicamentos?**
Are you allergic to any medication? – Which medications? – What happens when you have an allergic reaction?	**¿Es Ud. alérgico(a) a algún medicamento?** – ¿Qué medicamentos? – ¿Qué pasa cuando Ud. tiene una reacción alérgica?

Personal habits / Hábitos personales

Do you smoke or chew tobacco?	**¿Fuma Ud. o masca tabaco?**
– What do you smoke? Cigarettes? Cigars? Pipe?	– ¿Qué fuma Ud.? ¿Cigarrillos? ¿Cigarros (puros)? ¿Pipa?
– How long have you smoked or chewed tobacco?	– ¿Hace cuánto tiempo que Ud. fuma o masca tabaco?
– How many cigarettes, cigars, or pipes of tobacco do you smoke each day?	– ¿Cuántos cigarrillos, cigarros (puros) o pipas de tabaco fuma Ud. al día?
– How much tobacco do you chew each day?	– ¿Cuánto tabaco masca Ud. a diario?
– Did you ever stop? For how long? What method did you use to stop?	– ¿Dejó Ud. alguna vez de fumar o mascar tabaco? ¿Cuánto tiempo duró? ¿Qué método usó Ud. para dejar de fumar o mascar?
– Do you remember why you started again?	– ¿Recuerda Ud. por qué volvió a comenzar a fumar o mascar tabaco otra vez?
– If you do not use tobacco now, have you smoked or chewed tobacco in the past? What influenced you to stop?	– Si Ud. no usa tabaco actualmente, ¿ha Ud. fumado o mascado tabaco en tiempos pasados? ¿Qué influyó sobre Ud. para dejar el hábito?
Do you drink alcoholic beverages?	**¿Bebe Ud. bebidas alcohólicas?**
– What type? Beer? Wine? Hard liquor?	– ¿Qué clase? ¿Cerveza? ¿Vino? ¿Aguardiente?
– How often do you drink?	– ¿Con qué frecuencia bebe Ud.?
– How many drinks? Spread over how much time?	– ¿Cuántas bebidas? ¿Durante cuánto tiempo?

Sleep patterns

How many pillows do you use when sleeping?

Are you using more or fewer pillows than you used to?

Have your sleep patterns changed because of breathing problems?

Hábitos de dormir

¿Cuántas almohadas usa Ud. para dormir?

- ¿Usa Ud. más o menos almohadas que las que usaba antes?

¿Han cambiado sus hábitos de dormir a causa de sus problemas de respiración?

Activities

Does your breathing problem affect your daily activities?

- Which activities can you manage without help?
- Which activities can you manage with help?
- Which activities are you unable to manage?
- What (or who) helps you when you need it?

How do your current activities compare with those before your breathing problems started?

Do you have any hobbies that expose you to respiratory irritants, such as glues, paints, or sprays?

Actividades

¿Su problema de respiración afecta sus actividades cotidianas?

- ¿Con qué actividades se puede Ud. dar abasto sin ayuda?
- ¿Con qué actividades se puede Ud. dar abasto con ayuda?
- ¿Con qué actividades no se da Ud. abasto?
- ¿Qué o quién le ayuda cuando es necesario?

¿Cómo se comparan sus actividades actuales con las anteriores a sus problemas del sistema respiratorio?

¿Tiene pasatiempos favoritos que lo (la) exponen a agentes irritantes del sistema respiratorio?

Nutrition

Do you have any difficulty breathing when eating?

- What happens to you?

Do you eat three large meals or several small meals each day?

Alimentación

¿Tiene Ud. dificultad en respirar cuando come?

- ¿Qué le pasa?

¿Come Ud. tres comidas grandes o varias comidas pequeñas?

Sexual patterns

Has your breathing problem affected your sexual activity in any way?

- Have you found ways to decrease the effect of breathing problems on sexual activity?

Hábitos sexuales

¿Su problema respiratorio ha afectado su actividad sexual de algún modo?

- ¿Ha Ud. encontrado manera de aminorar el efecto de sus problemas respiratorios en su actividad sexual?

- Would you care to discuss them?

- ¿Quiere Ud. hablar sobre ellos?

Environment

How many people live with you?

Do you have pets?
- Does your pet's fur or feathers bother you?
- How does it bother you?
  Runny nose?
  Cough?
  Other?

What type of home heating do you have?

Are there any respiratory irritants in your home, such as fresh paint, cleaning sprays, or heavy cigarette smoke?

Medio ambiente

¿Cuántas personas viven con Ud.?

¿Tiene Ud. animales?
- ¿Le molestan a Ud. el pelaje o las plumas del animal?
- ¿Cómo le molestan?
  ¿Le gotea a Ud. la nariz?
  ¿Toce?
  ¿Otro?

¿Qué tipo de calefacción tiene Ud. en casa?

¿Hay en su casa agentes irritantes que le afectan la respiración, tal como pintura fresca, espray de productos de limpieza o mucho humo de cigarrillos?

Psychosocial considerations

Coping skills

Does stress at home or work affect your breathing?

Do you have any special measures for stress management?

- What are they?

Habilidad de darse abasto

¿La tensión en casa o en el trabajo le afecta la respiración?

¿Aplica Ud. algunas medidas especiales para tratar la tensión?
- ¿Cuáles son?

Roles

What impact has your respiratory illness had on you and your family?

How have family members reacted to your respiratory illness?

Do you have family and friends you can depend on for support?

Relaciones

¿Qué impacto ha tenido su enfermedad respiratoria en Ud. y en su familia?

¿Cómo han reaccionado los miembros de la familia a suenfermedad respiratoria?

¿Tiene familia o amistades de quienes Ud. puede depender para que le den apoyo?

Responsibilities

What is your current occupation?

What were your previous occupations?

Are you exposed to any known respiratory irritants at work?

- Do you use safety measures during exposure?

Can you afford the medications, equipment, and oxygen required for your respiratory illness?

Are you able to meet family responsibilities?
Is this a problem?

Responsabilidades

¿Cuál es su ocupación de trabajo actual?

¿Cuáles fueron sus ocupaciones de trabajo anteriores?

¿En su trabajo está Ud. expuesto(a) a agentes irritantes que le afecten la respiración, que Ud. sepa?

- ¿Usa Ud. medidas de seguridad mientras está expuesto(a)?

¿Puede Ud. afrontar el gasto de medicamentos, el equipo y el oxígeno necesario para su enfermedad respiratoria?

¿Puede Ud. darse abasto con las responsabilidades de familia?
¿Es esto un problema?

Developmental considerations

For the pediatric patient

Did the mother have any pregnancy-related problems?

Was the pregnancy carried to term?

- What care did the premature infant require?

Did the infant have any respiratory problems at birth?

- How were they treated?

Does the infant suffer from frequent congestion, runny nose, or colds?

Does shortness of breath interfere with the infant's ability to nurse?

Does the child cough at night?

- Does the cough awaken the child?

Para el (la) paciente de pediatría

¿Tuvo la madre problemas relacionados con el embarazo?

¿Llegó el embarazo a su término?

- ¿Qué cuidado necesitó el (la) infante(a) prematuro(a)?

¿Tuvo el (la) infante(a) problemas respiratorios al nacer?

- ¿Qué tratamiento se les dió?

¿Sufre el (la) infante(a) de frecuente constipación, goteo de nariz o catarro?

¿La falta de respiración interfiere con la habilidad de mamar del (de la) infante(a)?

¿Tose el (la) niño(a) por la noche?

- ¿Se despierta el (la) niño(a) cuando tose?

Does coughing or shortness of breath interfere with the child's play or school activities?	¿La tos o la falta de respiración interfiere con el juego o con las actividades escolares del niño (de la niña)?

For the elderly patient	Para el (la) paciente anciano(a)
Are you aware of any changes in your breathing patterns?	¿Es Ud. consciente de algún cambio en su manera de respirar?
Do you become easily fatigued when climbing stairs?	¿Se fatiga Ud. con facilidad al subir escaleras?
Do you have trouble breathing when lying flat?	¿Tiene Ud. dificultad en respirar cuando se acuesta de espaldas?
Do you seem to have more colds, and do they last longer?	¿Le parece a Ud. que le dan más catarros que le duran por más tiempo?

12

Cardiovascular system

Current health problems

Chest pain	Dolor de pecho
Do you ever have chest pain or discomfort?	**¿Alguna vez tiene Ud. dolor de pecho o molestia?**
– How would you characterize the pain?	– ¿Cómo lo describiría?
Constant?	¿Constante?
– Intermittent?	¿Intermitente?
Where in your chest do you feel the pain?	**¿En qué parte del pecho siente Ud. el dolor?**
– Can you point to where you feel the pain?	– ¿Puede Ud. señalar con el dedo dónde siente el dolor?
Does it radiate to any other area?	**¿Se extiende este dolor a otra parte del cuerpo?**
What does the pain feel like?	**¿Qué clase de dolor es?**
– Crushing or squeezing?	– ¿Agobiante?
– Someone or something heavy is pressing on your chest?	– ¿Cómo si alguien o algo pesado estuviera oprimiendo su pecho?
– Pressure or tightness?	– ¿Presión o tensión?
– Dull ache?	– ¿Dolor sordo?
– Burning sensation?	– ¿Sensación de ardor?
– Sharp or stabbing like a knife?	– ¿Agudo o punzante como un cuchillo?
– Ripping or tearing sensation?	– ¿Sensación desgarrante?
How long have you been having this chest pain?	**¿Hace cuánto tiempo que Ud. tiene este dolor de pecho?**
– Did it start recently?	– ¿Comenzó hace poco?
– Over the last few hours, days, or weeks?	– ¿Hace unas horas, días o semanas?
How long does an attack last?	**¿Cuánto tiempo dura un acceso?**
– Seconds?	– ¿Segundos?
– Minutes?	– ¿Minutos?
Hours?	– ¿Horas?
Days?	– ¿Días?

Heart
El corazón

Pulmonary semilunar valve

La válvula pulmonar semilunar

Superior vena cava

La vena cava superior

Branches of right pulmonary artery

Las ramas de la arteria pulmonar de la derecha

Branches of right pulmonary vein

Las ramas de la vena pulmonar de la derecha

Right atrium

La artícula de la derecha

Chordae tendineae

La cuerda tendinosa

Tricuspid valve

La válvula tricúspide

Right ventricle

El ventrículo de la derecha

Inferior vena cava

La vena cava inferior

Papillary muscle

El músculo papilar

Descending aorta

La aorta que desciende (decendiente)

Aortic arch

El arco de la aorta

Pulmonary trunk

El tronco pulmonar

Branches of left pulmonary artery

Las ramas de la arteria pulmonar de Artery la izquierda

Branches of left pulmonary vein

Las ramas de la vena pulmonar de la izquierda

Left ventricle

Ventrículo de la izquierda

Myocardium

El miocardio

Left atrium

Atrio de la izquierda

Biscuspid (mitral) valve

Válvula mitral

Aortic semilunar valve

Válvula semilunar de la aorta

Interventricular septum

Septum interventricular

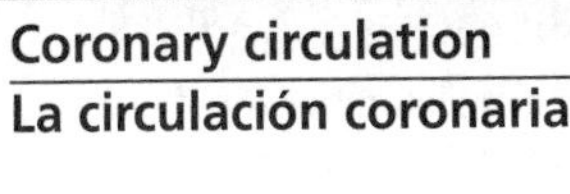

Coronary circulation
La circulación coronaria

Anterior view

Vista anterior

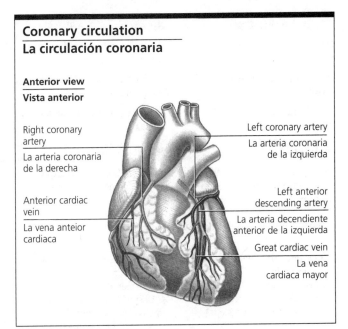

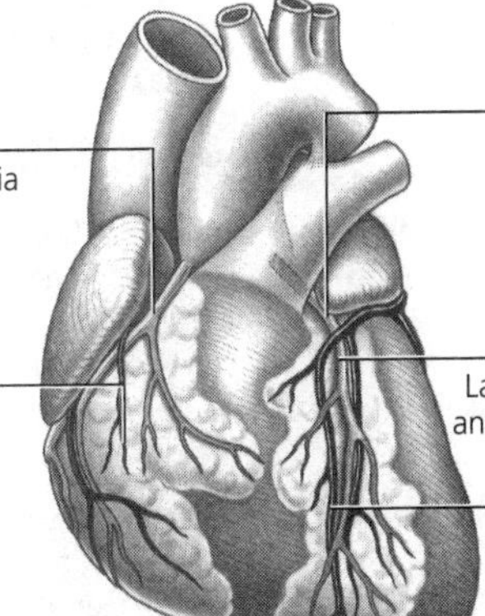

Dizziness

Do you ever feel dizzy when you change positions?

- When do you feel this way?
  - Changing from lying to sitting?
  - Changing from sitting to standing?
  - Other?

Mareo

¿Hay veces cuando Ud. se marea al cambiar de postura?

- ¿Cuándo ocurre?
  - ¿Cuando se sienta después de estar acostado(a)?
  - ¿Cuando se para después de estar sentado(a)?
  - ¿En otra ocasión?

Fatigue

Do you tire more easily than you used to?

What type of activity causes you to feel fatigued?

- How long can you perform this activity before you feel fatigued?

Does rest relieve the fatigue?

Fatiga

¿Se cansa Ud. con más facilidad que antes?

¿Qué tipo de actividad le hace sentirse cansado?

- ¿Por cuánto tiempo puede Ud. hacer esa actividad antes de sentirse cansado?

¿El reposo le mitiga el cansancio?

Fluid retention

Retención de líquidos

Do your shoes or rings feel tight?

¿Le aprietan los zapatos o los anillos?

Do your ankles or feet feel swollen?

¿Siente Ud. que se le hinchan los tobillos o los pies?

How long have you felt this way?

¿Hace cuánto tiempo se ha sentido así?

Palpitations

Palpitaciones

Does your heart ever feel like it is pounding, racing, or skipping beats?
- What does it feel like?

¿Siente Ud. alguna vez que el corazón le golpea, le late aceleradamente o se entrecortan los latidos?
- ¿Cómo se siente cuando esto ocurre?

When does this feeling occur?
- While resting?
- During an activity?
- After an activity, such as exercising or walking up steps?
- After eating?

¿Cuándo ocurre esta sensación?
- ¿Al descansar?
- ¿Al hacer alguna actividad?
- ¿Después de desempeñar una actividad, tal como hacer ejercicio o subir escalones?
- ¿Después de comer?

Shortness of breath

Falta de respiración

Have you ever experienced shortness of breath?
- When did it occur?

¿Alguna vez ha sentido Ud. que le falta la respiración?
- ¿Cuándo ocurrió?

Is it related to any activity?
- Which activity?

¿Está relacionada con alguna actividad?
- ¿Con qué actividad?

Is it accompanied by coughing?

¿Va acompañada de tos?

Skin ulcerations

Ulceración de la piel

Do you have any ulcers or sores on your legs?
- Are they healing?
- Are they getting better or worse?

¿Tiene Ud. úlceras o llagas en las piernas?
- ¿Se están cicatrizando?
- ¿Se están mejorando o empeorando?

How long have you had them?

¿Hace cuánto tiempo que las tiene?

Have you ever been treated for them?

¿Alguna vez ha recibido Ud. tratamiento por ellas?

How were they treated?
- What did you use?

¿Qué tratamiento se les dió?
- Si lo recibió, ¿qué usó?

Do you notice any change in the feeling in your legs?	**¿Ha notado Ud. algún cambio en la sensación de las piernas?**

Medical history

Were you born with a heart problem? – When was it treated? – How was it treated?	**¿Nació Ud. con algún problema cardiaco?** – ¿Cuándo recibió tratamiento? – ¿Cómo se le trató?
Have you had rheumatic fever? – When?	**¿Ha tenido Ud. fiebre reumática?** – ¿Cuándo?
Have any heart problems resulted from the rheumatic fever?	**¿Ha tenido enfermedades del corazón como consecuencia de la fiebre reumática?**
Have you ever been told you had a heart murmur? – Who told you about it? – When did you find out about it?	**¿Alguna vez se le ha dicho que tenía un soplido cardiaco?** – ¿Quién se lo dijo? – ¿Cuándo se enteró Ud. de esto?
Do you have: – high blood pressure? – high cholesterol? – diabetes mellitus?	**¿Tiene Ud.:** – presión sanguínea alta? – colesterol alto? – diabetes melitus (trastorno metabólico caracterizado por la disminución o pérdida de la capacidad para oxidar los carbohidratos)?
When was the disorder first diagnosed?	¿Cuándo se le diagnosticó por primera vez este trastorno?
How do you manage it?	¿Cómo se las arregla?
How has it affected your lifestyle?	¿Cómo le ha afectado su modo de vida?
Have you experienced: – chest pain? – shortness of breath? – fainting or dizziness? – foot or ankle swelling? – palpitations? – bluish discoloration of your skin?	**¿Ha tenido Ud.:** – dolor de pecho? – falta de respiración? – desmayo o mareo? – hinchazón de pie o tobillo? – palpitaciones? – decoloración azulada de la piel?
When did it happen?	¿Cuándo ocurrió esto?
How long did it last?	¿Cuánto tiempo duró?
Have you experienced confusion?	**¿Se ha sentido Ud. desorientado?**

Have you felt fatigued in the past few months?
- What was the cause?
- How frequently has fatigue occurred?

¿Se ha sentido cansado(a) en los últimos meses?
- ¿Cuál fue la causa?
- ¿Con qué frecuencia ha sentido cansancio?

Have you had dental work done or undergone an invasive procedure, such as cystoscopy or endoscopy, within the last few weeks?
- Which procedure was done?
- When was it done?

En las últimas semanas, ¿se le ha hecho un trabajo dental o ha tenido un procedimiento invasor, tal como cistoscopia o endoscopia?
- ¿Qué procedimiento fue?
- ¿Cuándo lo tuvo?

Have you ever had an allergic reaction to a medication?
- Which medication?
- How would you describe the reaction?

¿Ha tenido Ud. alguna vez una reacción alérgica a algún medicamento?
- ¿A qué medicamento?
- ¿Cómo describiría Ud. la reacción?

Family history

Has anyone in your family been treated for heart disease?
- How was the person related to you?
- What was the disorder?
- At what age did it occur?

¿Algún miembro de su familia ha recibido tratamiento por alguna enfermedad cardiaca?
- ¿Cómo está Ud. emparentado con esa persona?
- ¿Qué trastorno tuvo?
- ¿A qué edad le ocurrió?

Has anyone in your family died suddenly of an unknown cause?

¿Algún miembro de su familia ha muerto repentinamente por causa desconocida?

Does anyone in your family have high blood pressure, high cholesterol, or diabetes mellitus?
- At what age did the disease develop?
- How is it treated?

¿Hay alguien en su familia que tenga la presión sanguínea alta, colesterol alto, o diabetes melitus?
- ¿A qué edad se le desarrolló la enfermedad?
- ¿Qué tratamiento recibe?

Health patterns

Medications

Medicamentos

Do you take any medications?
- Prescription?
- Over the counter?
- Other?

¿Toma Ud. algunos medicamentos?
- ¿De receta?
- ¿Sin receta?
- ¿De otra forma?

Which prescription medications do you take routinely?
- How often do you take them?
  Once a day?
  Twice a day?
  Three times a day?
  Four times a day?
  More often?

¿Qué medicinas de receta toma Ud. por rutina?
- ¿Con qué frecuencia las toma?
  ¿Una vez al día?
  ¿Dos veces al día?
  ¿Tres veces al día?
  ¿Cuatro veces al día?
  ¿Con más frecuencia?

Which over-the-counter medications do you take routinely?
- How often do you take them?
  Once a day?
  Twice a day?
  Three times a day?
  Four times a day?
  More often?

¿Qué medicinas sin receta toma Ud. por rutina?
- ¿Con qué frecuencia las toma?
  ¿Una vez al día?
  ¿Dos veces al día?
  ¿Tres veces al día?
  ¿Cuatro veces al día?
  ¿Con más frecuencia?

Which medications do you take periodically?

¿Qué medicamentos toma Ud. periódicamente?

Why do you take these medications?

¿Por qué toma Ud. estos medicamentos?

What is the dosage for each medication?

¿Qué dosis toma para cada medicina?

How does each medication make you feel?

¿Cómo le hace sentirse cada uno de estos medicamentos?

Are you allergic to any medications?
- Which medications?
- What happens when you have an allergic reaction?

¿Es Ud. alérgico(a) a algún medicamento?
- ¿A qué medicamentos?
- ¿Qué pasa cuando Ud. tiene una reacción alérgica?

Personal habits

Hábitos personales

Do you smoke or chew tobacco?
- What do you smoke?
  Cigarettes?
  Cigars?
  Pipe?
- How long have you smoked or chewed tobacco?
- How many cigarettes, cigars, or pipes of tobacco do you smoke per day?
- How much tobacco do you chew per day?
- Did you ever stop smoking?
  How long did it last?

¿Fuma Ud. o masca tabaco?
- ¿Qué fuma?
  ¿Cigarrillos?
  ¿Cigarros (puros)?
  ¿Pipa?
- ¿Hace cuánto tiempo que fuma o masca tabaco?
- ¿Cuántos cigarrillos, cigarros (puros) o pipas de tabaco fuma Ud. al día?
- ¿Cuánto tabaco masca al día?
- ¿Dejó Ud. el hábito alguna vez?
  ¿Cuánto tiempo duró sin fumar?

What method did you use to stop?
¿Qué método usó Ud. para dejar de fumar?

- Do you remember why you started again?
- ¿Recuerda Ud. por qué volvió a fumar o mascar tabaco?
- If you do not use tobacco now, have you smoked or chewed tobacco in the past?
- Si no usa Ud. tabaco actualmente, ¿ha fumado o mascado tabaco en tiempos pasados?

What influenced you to do so?
¿Qué influencia ejerció sobre Ud. en su decisión?

Do you drink alcoholic beverages?
¿Toma Ud. bebidas alcohólicas?

- What type?
- ¿Qué clase?

Beer?
¿Cerveza?
Wine?
¿Vino?
Hard liquor?
¿Aguardiente?

- How often do you drink?
- ¿Con qué frecuencia bebe Ud.?
- How many drinks?
- ¿Cuántas bebidas?

Spread over how much time?
¿Durante cuánto tiempo?

Sleeping patterns
Hábitos de dormir

How long do you sleep each night?
¿Cuántas horas duerme Ud. cada noche?

Do you feel rested each morning?
¿Se siente Ud. descansado a la mañana siguiente?

Do you feel tired later in the day?
¿Se siente Ud. cansado más tarde en el día?

Do you take naps?
¿Toma Ud. siestas?

- When do you take them?
- ¿Cuándo las toma?
- How long do you nap?
- ¿Por cuánto tiempo duerme la siesta?

Have you been told that you snore during sleep?
¿Se le ha dicho que ronca?

Do you awaken during the night to urinate?
¿Se despierta Ud. durante la noche para orinar?

Do you have episodes of shortness of breath or coughing during the night?
¿Tiene Ud. accesos de falta de respiración o tos durante la noche ?

- When do they occur?
- ¿Cuándo los tiene?
- How frequently do they occur?
- ¿Con qué frecuencia ocurren?

Every night?
¿Todas las noches?
A few times a week?
¿Unas cuantas veces a la semana?
A few times a month?
¿Unas cuantas veces al mes?

Do you become short of breath when you lie flat?
¿Le falta la respiración cuando se acuesta de espaldas?

How many pillows do you use at night?
– Has this number changed recently?

¿Cuántas almohadas usa Ud. en la noche?
– ¿Ha cambiado últimamente este número?

Activities

Actividades

How would you describe your typical day?

¿Cómo describiría Ud. su día típico?

Do your daily activities vary on weekends?
– How?

¿Cambian sus actividades cotidianas durante los fines de semana?
– ¿Cómo cambian?

Do you exercise routinely?
– Which exercises do you perform?
– How often do you exercise?
– How intensely do you exercise?
– How long do you spend exercising?

¿Hace Ud. ejercicio rutinariamente?
– ¿Qué tipo de ejercicio hace?
– ¿Con qué frecuencia hace ejercicio?
– ¿Con qué intensidad hace el ejercicio?
– ¿Por cuánto tiempo hace Ud. ejercicio?

Did a health care professional prescribe your exercise plan?
– Who?

¿Una persona especialista en el cuidado de la salud le recetó su ejercicio?
– ¿Quién fue?

Do environmental factors, such as temperature extremes, humidity, or pollution, affect your ability to exercise?
– Do any of these factors affect the way you feel after exercise?

¿Las circunstancias ambientales, tal como temperaturas extremas, la humedad o la contaminación, afectan su capacidad de hacer ejercicio?
– ¿Cualquiera de esos factores le afecta la manera de sentirse después de hacer ejercicio?

Has your exercise level changed from that of six months, one year, or five years ago?
– What caused this change?

¿Ha cambiado su nivel de hacer ejercicio con respecto a hace seis meses, un año o cinco años?
– ¿Qué fue lo que causó el cambio?

Have you noticed any change in your ability to perform your usual activities of daily living (such as dressing, grooming, walking, or eating)?

¿Ha notado Ud. algún cambio en su capacidad de realizar las actividades normales de su vida cotidiana (tal como vestirse, asearse, caminar o comer)?

Do you participate in any recreational activities, such as hobbies or sports?
- How frequently do you engage in them?
- How do you feel after these activities?
- Has your level of involvement in these activities changed recently?
- What caused this change?

¿Participa Ud. en actividades de recreo, tal como pasatiempos favoritos o deportes?
- ¿Con qué frecuencia participa?
- ¿Cómo se siente Ud. después de participar en estas actividades?
- ¿Ha cambiado recientemente su grado de participación en estas actividades?
- ¿Qué fue lo que causó este cambio?

When you walk or exercise, do you experience leg pain?

Cuando camina o hace ejercicio, ¿tiene Ud. dolor de piernas?

Nutrition

Nutrición

What have you eaten during the past three days?

¿Qué ha comido Ud. en los últimos tres días?

Do you follow any special diet?
- What kind of diet?
- Did a health care professional prescribe this diet for you?

¿Sigue Ud. alguna dieta especial?
- ¿Qué clase de dieta?
- Esta dieta, ¿se la recetó una persona especialista en el cuidado de la salud?

Do you eat at fast-food restaurants?
- How often?
- What items do you usually order?

¿Come Ud. en restaurantes donde se compra comida ya preparada?
- ¿Con qué frecuencia?
- ¿Por lo general, qué platos pide?

Does your ethnic or cultural background influence your diet?
- How does it influence it?

¿Su origen étnico o cultural ejerce una influencia sobre su dieta?
- ¿Cómo la influye?

Does your religion restrict, or otherwise affect, what you eat?
- How?

¿Su religión limita, o de cualquier modo afecta, lo que Ud. come?
- ¿Cómo lo afecta?

Have you gained any weight recently?
- If so, how much?

¿Ha aumentado de peso últimamente?
- Si lo ha aumentado, ¿cuánto?

Have you lost any weight recently?
- How much?

¿Ha bajado Ud. de peso últimamente?
- ¿Cuánto?

Sexual patterns

Has your usual pattern of sexual activity changed in any way?
- How would you describe this change?
- How do you feel about it?

Hábitos sexuales

¿Ha cambiado, en cualquier forma, su actividad sexual?
- ¿Cómo describiría Ud. este cambio?
- ¿Qué piensa Ud. de esto?

Environment

Do you live in a house or an apartment?
- How many floors does it have?
- Must you climb steps to get inside?
- Must you climb steps to get from room to room?
- How many?
- On which level are the bathroom, bedroom, and kitchen?

Do certain weather conditions affect your symptoms?
- What are these conditions?
- How do they affect your symptoms?

Medio ambiente

¿Vive Ud. en una casa o en un apartamento?
- ¿Cuántos pisos tiene?
- ¿Tiene Ud. que subir escalones para entrar?
- ¿Tiene que subir escalones para ir de un cuarto a otro?
- ¿Cuántos?
- ¿En qué piso están el baño, la recámara y la cocina?

¿Las condiciones atmosféricas afectan sus síntomas?
- ¿Cuáles son estas condiciones?
- ¿Qué efecto tienen en sus síntomas?

Psychosocial considerations

Coping skills

What causes you to feel stressed?
- How often does this occur?
- What physical feelings do you have when you are stressed?

Do you feel pressured to complete tasks in a short time?

Do you rush from one job or task to another?

How do you cope with stress in your life?

Habilidad de darse abasto

¿Qué le hace sentirse estresado?
- ¿Con qué frecuencia siente esto?
- ¿Qué síntomas físicos tiene Ud. cuando está estresado?

¿Se siente presionado a terminar una tarea en poco tiempo?

¿Se da Ud. prisa para ir de un trabajo o tarea a otro?

¿Cómo maneja el estrés en su vida?

Roles

Do you think of yourself as a healthy or sick person?
- What makes you feel this way?
- Do you feel that your health problem has changed your life?

Relaciones

¿Se considera Ud. una persona saludable o enfermiza?
- ¿Qué le hace sentirse así?
- ¿Cree Ud. que su problema de salud ha cambiado su vida?

Responsibilities	Responsabilidades
What are your typical responsibilities at home?	**¿Cuáles son sus responsabilidades típicas en casa?**
What are the typical responsibilities of your spouse and children?	**¿Cuáles son las responsabilidades típicas de su cónyuge y de sus hijos?**
Have your responsibilities at home changed since you developed a health problem?	**¿Han cambiado sus responsabilidades en casa desde que tuvo un problema desalud?**
– How do you feel about these changes?	– ¿Cuál es su impresión acerca de estos cambios?
Are you currently employed?	**¿Tiene Ud. empleo actualmente?**
– What is your occupation?	– ¿Cuál es su profesión o trabajo?
– How many hours do you work per day?	– ¿Cuántas horas a la semana trabaja Ud.?
– How many days do you work per week?	– ¿Cuántos días por semana?
– What are your responsibilities?	– ¿Cuáles son sus responsabilidades?
– What are the physical demands of the job?	– ¿Cuáles son las exigencias físicas de su trabajo?
– How much lifting do you do?	– ¿Cuántos objetos debe levantar Ud.?
– How much walking?	– ¿Cuánto tiene Ud. que caminar?
– Do you work in a hot, cold, humid, dusty, smoky, noisy, or outdoor environment?	– ¿Trabaja Ud. en un sitio caluroso, frío, húmedo, lleno de polvo o humo, ruidoso o a la intemperie?
Do your financial resources and insurance cover your medical needs and preventive measures?	**¿Sus recursos financieros y seguro cubren sus necesidades medicinales y medidas preventivas?**

Developmental considerations

For the pediatric patient	Para el (la) paciente de pediatría
Has the child experienced any growth delay?	**¿Ha tenido el (la) niño(a) un retraso en su desarrollo?**
Does the child have any problems with coordination?	**¿Tiene el (la) niño(a) algún problema de coordinación?**
Does the child turn blue when crying?	**¿Se pone amoratado el (la) niño(a) cuando llora?**

Does the child stop frequently during play to sit or squat?

¿Deja de jugar el (la) niño(a) con frecuencia para sentarse o acuclillarse?

Does the child have difficulty feeding?

¿Tiene el (la) niño(a) dificultad en alimentarse?

Does the child tire easily or sleep excessively?

¿Se cansa con facilidad el (la) niño(a) o duerme demasiado?

Does the child frequently develop strep throat or a sore throat accompanied by fever?

¿Tiene el (la) niño(a) con frecuencia inflamación séptica de la garganta o dolor de garganta?

For the pregnant patient

Para la paciente embarazada

During this pregnancy, has any health care professional said that you have a heart murmur?

¿Durante este embarazo, le ha dicho algún clínico que Ud. tiene un soplido cardiaco?

Do you ever feel dizzy when you change positions?

¿Se marea Ud. cuando cambia de postura?

Has your blood pressure been elevated during this pregnancy?

¿Ha subido su presión sanguínea durante este embarazo?

Have you noticed any swelling in your feet or ankles?

¿Ha notado Ud. alguna hinchazón de los pies o de los tobillos?

Have you developed varicose veins in your legs or genitals?

¿Se le han formado venas varicosas en las piernas o los genitales?

Have you developed hemorrhoids?

¿Se le han formado hemorroides?

Does your heart pound after stress or exertion?

¿Le late el corazón violentamente después de una gran tensión o fatiga?

Do you ever feel dizzy when you change positions or exert yourself?

¿Se siente Ud. mareada después de cambiar de postura o de hacer un trabajo pesado?

Do you suffer from shortness of breath?

¿Se queda Ud. sin aliento ?

Does coughing or wheezing ever accompany it?

– ¿Va acompañado alguna vez de tos o de respiración jadeante?

13

Gastrointestinal system

Current health problems

Changes in bowel habits

Cambio de los hábitos de evacuación intestinal

When did you last have a bowel movement or pass gas?

¿Cuándo fue la última vez que Ud. tuvo una evacuación intestinal o flato?

How often do you have regular bowel movements?

- Once daily?
- More than once daily?
- Every other day?
- Other?

¿Con qué frecuencia tiene Ud. evacuaciones intestinales regulares?

- ¿Una vez al día?
- ¿Más de una vez al día?
- ¿Un día sí y un día no?
- ¿Otra?

What color are your stools?

- Brown?
- Black?
- Clay colored?
- Green?
- Other?

¿De qué color es su defecación?

- ¿Café?
- ¿Negra?
- ¿Color de arcilla?
- ¿Verde?
- ¿Otro?

Have you noticed any change in your normal pattern of bowel movements?

- How has it changed?
  Stools more frequent?
  Stools less frequent?

¿Ha notado Ud. algún cambio en la norma regular de sus evacuaciones intestinales?

- ¿Cómo ha cambiado?
  ¿Defecación con más frecuencia?
  ¿Defecación con menos frecuencia?

Are the stools formed or loose?

- Are formed stools soft or hard?

¿Su evacuación es sólida o líquida?

- ¿Su evacuación sólida es blanda o dura?

Do you have difficulty passing stools?

¿Tiene Ud. dificultad en evacuar?

Gastrointestinal system
El sistema gastrointestinal

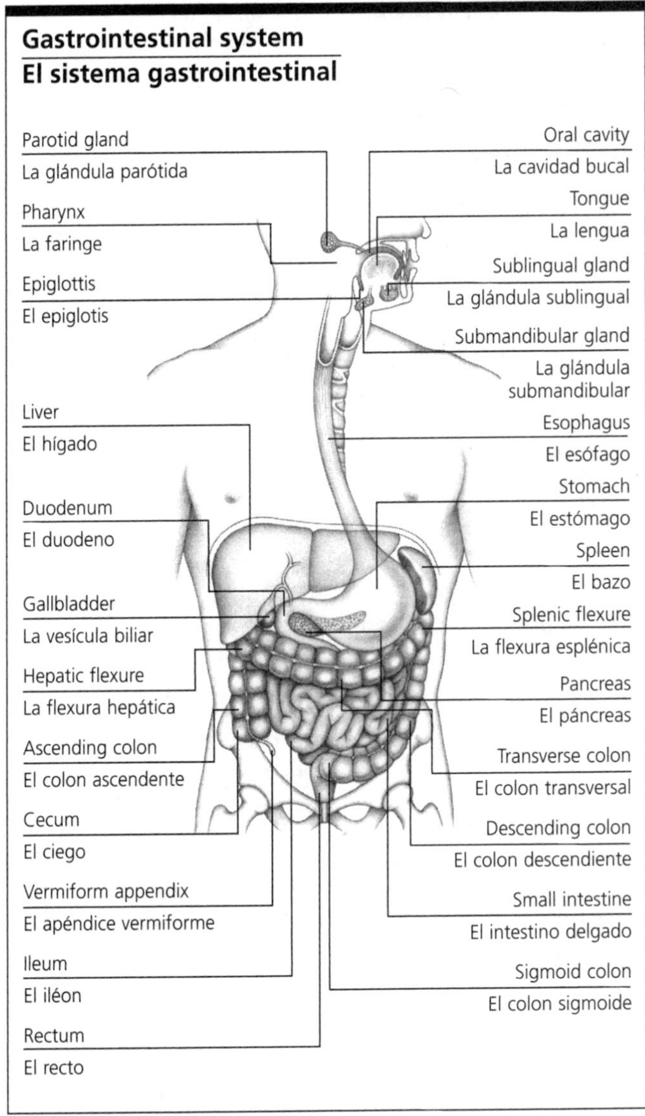

Do you suffer from constipation?
- When did it start?

¿Sufre Ud. de estreñimiento?
- ¿Cuándo comenzó a sufrir de esto?

Do you have any pain?
- Where is the pain?

¿Tiene Ud. algo de dolor?
- ¿Dónde se localiza el dolor?

Have you noticed any swelling in your abdomen?

¿Ha notado Ud. algo de inflamación del abdomen?

Do you have any other symptoms, such as cramping?

¿Tiene Ud. otros síntomas, tal como retortijones?

Difficulty swallowing

Dificultad en tragar

Do you have any difficulty swallowing?
- When does it occur?
  With all foods?
  With liquids?

¿Tiene Ud. dificultad en tragar?
- ¿Cuándo ocurre esto?
  ¿Con qué alimentos?
  ¿Con qué líquidos?

Indigestion

Indigestión

Do you have heartburn or indigestion?
- When does it occur?
  Morning?
  Afternoon?
  Evening?
  During sleep?

¿Sufre Ud. de pirosis?
- ¿Cuándo la tiene?
  ¿Por la mañana?
  ¿Por la tarde?
  ¿Por la noche?
  ¿Mientras Ud. duerme?

Is this indigestion associated with eating?
- When?
- What did you eat?

¿Se relaciona esta indigestión con la comida?
- ¿Cuándo?
- ¿Qué comió Ud.?

Loss of appetite

Pérdida de apetito

Have you had a recent change in appetite?
- What kind of change?

¿Ha tenido Ud. recientemente un cambio en su apetito?
- ¿Qué clase de cambio?

Have you had a recent change in diet?
- What kind of change?

¿Ha tenido Ud. recientemente un cambio de dieta?
- ¿Qué clase de cambio?

Do any specific foods or liquids bother you?
- Which foods or liquids?

¿Hay algunos alimentos o líquidos en particular que le molestan?
- ¿Qué alimentos o qué líquidos?

Nausea and vomiting

Náuseas y vómitos

Have you had any nausea?
- When did it occur?

¿Ha tenido Ud. náuseas?
- ¿Cuándo las tuvo?

Did you vomit?
- How much did you vomit?
- What color was the vomitus?

¿Vomitó Ud.?
- ¿Cuánto vomitó?
- ¿De qué color fue el vómito?

Did you notice any blood in the vomitus?
- How much blood was present?

¿Notó Ud. algo de sangre en lo que vomitó?
- ¿Cuánta sangre había?

Did the vomitus have a fecal odor?

¿Lo que Ud. vomitó tenía un olor fecal?

Pain

Dolor

Do you have any pain?
- Where is the pain?
  - In your mouth?
  - In your throat?
  - In your abdomen?
  - In your rectum?

¿Tiene Ud. algún dolor?
- ¿Dónde tiene Ud. el dolor?
  - ¿En la boca?
  - ¿En la garganta?
  - ¿En el abdomen?
  - ¿En el recto?

What does the pain feel like?
- Burning?
- Squeezing?
- Dull?
- Sharp or stabbing?
- Sensation of being tied in knots?

¿Qué tipo de dolor siente Ud.?
- ¿Ardiente?
- ¿Siente que se retuerce?
- ¿Sordo?
- ¿Agudo o punzante?
- ¿Siente que no se puede enderezar?

Does the pain interfere with walking?
- Can you walk upright?

¿Le molesta el dolor cuando camina?
- ¿Puede Ud. caminar derecho(a)?

Were you drinking alcohol before the stomach pain began?

¿Estaba Ud. tomando bebidas alcohólicas antes que le comenzara el dolor de estómago?

What relieves the pain?
- Food?
- Drink?
- Medication?

¿Qué es lo que le mitiga el dolor?
- ¿Comida?
- ¿Algo de beber?
- ¿Medicamentos?

Is the pain confined to one area?
- Can you point to where?

¿Se localiza el dolor sólo en un lugar?
- ¿Me puede Ud. indicar dónde?

Does the pain affect other parts of the abdomen?
- Can you point to where?

¿El dolor le afecta otras partes del abdomen?
- ¿Me puede Ud. indicar dónde?

When does the pain occur in relation to eating?
- Before meals?
- Immediately after meals?
- Two to three hours after meals?

¿Cuándo siente Ud. el dolor en relación con las comidas?
- ¿Antes de las comidas?
- ¿Inmediatamente después de los alimentos?
- ¿Dos o tres horas después de los alimentos?

Do you have other signs or symptoms with this pain?
- Fever?
- Malaise?
- Nausea?

¿Tiene Ud. otros síntomas junto con el dolor?
- ¿Fiebre?
- ¿Malestar?
- ¿Náuseas?

- Vomiting?
- Redness?
- Swelling, such as in the mouth?

- ¿Vómito?
- ¿Enrojecimiento?
- ¿Hinchazón, así como en la boca?

Weight loss

Pérdida de peso

What is your current weight?

¿Actualmente cuánto pesa Ud.?

Have you recently had an unintentional weight loss?

¿Ha tenido Ud. recientemente una pérdida de peso no intencional?

How much weight did you lose?
Over how long a period of time?

¿Cuánto peso ha bajado?
¿Durante cuánto tiempo?

Medical history

Have you had any major illnesses, trauma, extensive dental work, hospitalizations, or chronic medical conditions?

¿Ha tenido Ud. alguna enfermedad grave, trauma, extenso trabajo dental, hospitalizaciones o algunas condiciones médicas crónicas?

Have you ever had an eating disorder, such as anorexia nervosa or bulimia?

¿Ha sufrido Ud. de algún trastorno relacionado con la comida, tal como anorexia nerviosa o bulimia?

Have you had any problems with your mouth, throat, abdomen, or rectum that have lasted for a long time?

¿Ha tenido Ud. algún problema con la boca, la garganta, el abdomen o el recto que haya durado por mucho tiempo?

Have you ever had surgery on your mouth, throat, abdomen, or rectum?

¿Ha tenido Ud. alguna vez cirugía de la boca, la garganta, el abdomen o el recto?

Do you have any food allergies, such as to milk products?

- What happens when you have an allergic reaction?

¿Tiene Ud. alguna alergia a alimentos, tal como los productos lácteos?

- ¿Qué pasa cuando Ud. tiene una reacción alérgica?

Have you noticed a change in the size of your abdomen?

¿Ha notado Ud. algún cambio en el tamaño del abdomen?

Do you have any difficulty breathing?

¿Tiene Ud. dificultad en respirar?

Have you lived in or traveled to a foreign country?

- When?
- Where?

¿Ha vivido Ud. o viajado por algún país en el extranjero?

- ¿Cuándo?
- ¿Dónde?

Have you noticed any swelling in your neck, underarms, or groin?

¿Ha notado Ud. alguna hinchazón en el cuello, las axilas o la ingle?

Have you had any nerve problems, such as weakness or numbness in your hands and fingers?

¿Ha tenido Ud. algún problema con los nervios, tal como debilidad o adormecimiento en las manos o los dedos?

Do you have eye pain, tearing, redness, or intolerance to light?

¿Le duelen o lagrimean los ojos o están enrojecidos o no toleran la luz?

Family history

Does anyone in your family have a history of:

- Cardiovascular disease?
- Crohn's disease?
- Diabetes mellitus?
- Gastrointestinal tract disorders?
- Sickle cell anemia?
- Food intolerance?
- Obesity?

¿Hay algún miembro de su familia que tenga un historial de alguno de los siguientes?

- ¿Enfermedad cardiovascular?
- ¿Enfermedad de Crohn?
- ¿Diabetes mellitus?
- ¿Desarreglos en la región gastrointestinal?
- ¿Drepanocitosis?
- ¿Intolerancia a alimentos?
- ¿Obesidad?

Has anyone in your family had colon or rectal cancer or polyps?

- Who?
- When was it diagnosed?
- How was it treated?

¿Hay algún miembro de su familia que haya tenido cáncer del recto o del colon o pólipos?

- ¿Quién?
- ¿Cuándo se le diagnosticó?
- ¿Qué tratamiento se le dió?

Has anyone in your family had colitis?

- Who?
- When was it diagnosed?
- How was it treated?

¿Hay algún miembro de su familia que haya tenido colitis?

- ¿Quién?
- ¿Cuándo se le diagnosticó?
- ¿Qué tratamiento se le dió?

Health patterns

Medications

Do you take any medications?

- Prescription?
- Over-the-counter?
- Other?

Medicamentos

¿Toma Ud. medicamentos?

- ¿De receta?
- ¿Sin necesidad de receta?
- ¿Otro?

Which prescription medications do you take routinely?	**¿Qué medicamentos de receta toma Ud. por rutina?**
– How often do you take them? Once daily? Twice daily? Three times daily? Four times daily? More often?	– ¿Con qué frecuencia los toma? ¿Una vez al día? ¿Dos veces al día? ¿Tres veces al día? ¿Cuatro veces al día? ¿Con más frecuencia?
Which over-the-counter medications do you take routinely?	**¿Qué medicamentos que no necesitan receta toma Ud. por rutina?**
– How often do you take them? Once daily? Twice daily? Three times daily? Four times daily? More often?	– ¿Con qué frecuencia los toma? ¿Una vez al día? ¿Dos veces al día? ¿Tres veces al día? ¿Cuatro veces al día? ¿Con más frecuencia?
Which medications do you take periodically?	**¿Qué medicamentos toma Ud. periódicamente?**
Why do you take these medications?	**¿Por qué toma Ud. estos medicamentos?**
What is the dosage for each medication?	**¿Cuál es la dosis para cada uno de estos medicamentos?**
How does each medication make you feel?	**¿Cómo le hace a Ud. sentirse cada uno de estos medicamentos?**
Are you allergic to any medications? – Which medications? – What happens when you have an allergic reaction?	**¿Es Ud. alérgico(a) a algunos medicamentos?** – ¿Qué medicamentos? – ¿Qué le pasa cuando tiene una reacción alérgica?
Do you use laxatives? – How often?	**¿Usa Ud. purgantes?** – ¿Con qué frecuencia?
Do you use enemas? – How often?	**¿Usa Ud. enemas?** – ¿Con qué frecuencia?
Do you take:	**¿Toma Ud. alguno de los siguientes?**
– Vitamin supplements? – Mineral supplements? – Appetite suppressants? Who prescribed them? Why do you take them? When did you start taking them? Are you still taking them?	– ¿Suplemento de vitaminas? – ¿Suplemento de minerales? – ¿Supresores del apetito? ¿Quién se los recetó? ¿Por qué los toma Ud.? ¿Cuándo comenzó Ud. a tomarlos? ¿Todavía los toma Ud.?

How much do you take?
How frequently do you take them?

¿Qué cantidad toma?
¿Con qué frecuencia los toma?

Personal habits

Hábitos personales

Do you smoke or chew tobacco?
- What do you smoke?
  Cigarettes?
  Cigars?
  Pipe?
- How long have you smoked or chewed tobacco?
- How many cigarettes, cigars, or pipes of tobacco do you smoke per day?
- How much tobacco do you chew per day?
- Did you ever stop?
  For how long?
  What method did you use to stop?
  Do you remember why you started again?
- If you do not use tobacco now, have you in the past?
  What influenced you to stop?

¿Fuma Ud. o masca tabaco?
- ¿Qué fuma Ud.?
  ¿Cigarrillos?
  ¿Cigarros (puros)?
  ¿Pipa?
- ¿Hace cuánto tiempo que Ud. fuma o masca tabaco?
- ¿Cuántos cigarrillos, cigarros (puros) o pipas de tabaco fuma al día?
- ¿Cuánto tabaco masca Ud. al día?
- ¿Dejó Ud. de fumar o mascar tabaco alguna vez?
  ¿Cuánto tiempo duró sin fumar o mascar tabaco?
  ¿Qué método usó Ud. para dejar el hábito?
  ¿Recuerda Ud. por qué comenzó otra vez?
- Si Ud. no usa tabaco actualmente, ¿ha fumado o mascado tabaco en tiempos pasados?
  ¿Qué influencia ejerció sobre Ud. para dejar el hábito?

Do you drink alcoholic beverages?
- What type?
  Beer?
  Wine?
  Hard liquor?
- How often do you drink?
- How many drinks?
  Spread over how much time?

¿Toma Ud. bebidas alcohólicas?
- ¿Qué clase?
  ¿Cerveza?
  ¿Vino?
  ¿Aguardiente?
- ¿Con qué frecuencia bebe Ud.?
- ¿Cuántas bebidas?
  ¿Durante cuánto tiempo?

Do you use any "natural" or "health" foods?
- What do you use?
- How much do you use?
- Why do you use them?

¿Consume Ud. alimentos "naturales" o "buenos" para la salud?
- ¿Qué consume Ud.?
- ¿Qué cantidad consume?
- ¿Por qué los consume?

Sleep patterns

Do any gastrointestinal symptoms ever cause you to awaken at night?
- What happens?
- What relieves the symptoms?
- What do you do to get back to sleep?

Hábitos de dormir

¿Algún síntoma gastrointestinal le despierta por la noche?
- ¿Qué pasa?
- ¿Qué es lo que le mitiga los síntomas?
- ¿Qué hace Ud. para volver a dormirse?

Activities

How do you spend a normal day?

What kind of activities do you do during the day?
- How do these activities make you feel?

Do you exercise?
- What kind of exercise do you do?
- For what reasons do you exercise?
  - Pleasure?
  - Conditioning?
  - Control your weight?
  - Build muscle?
- How often do you exercise?
  - How long at one time do you exercise?

Do you have any difficulty with body movements or pain in your joints?

Actividades

¿Por lo regular qué hace Ud. en el transcurso de un día?

¿Qué tipo de actividades hace Ud. de día?
- ¿Cómo le hacen sentir estas actividades?

¿Hace Ud. ejercicio?
- ¿Qué clase de ejercicio hace Ud.?
- ¿Cuáles son las razones por las que Ud. hace ejercicio?
  - ¿Por placer?
  - ¿Para ponerse en forma?
  - ¿Para controlar el peso?
  - ¿Para la estructura muscular?
- ¿Con qué frecuencia hace Ud. ejercicio?
  - ¿Por cuánto tiempo a la vez hace Ud. ejercicio?

¿Tiene Ud. alguna dificultad con los movimientos del cuerpo o dolor en las articulaciones?

Nutrition

Which foods do you eat during the day?

Are there foods that you believe that you shouldn't eat?
- What are these foods?
- Why do you believe that you shouldn't eat these foods?
- How do these foods affect you?

Nutrición

¿Qué come Ud. durante el transcurso de un día?

¿Hay alimentos que Ud. sabe que no debiera comer?
- ¿Cuáles son estos?
- ¿Por qué cree Ud. que no debiera comerlos?
- ¿Cómo le afectan estos alimentos que Ud. come?

How many servings do you drink of ________ each day?
- coffee
- tea
- cola
- cocoa

¿Cuántas porciones toma Ud. al día de ________?
- café
- té
- sodas
- cocoa

How much fluid do you drink during the day?

¿Cuánto líquido bebe Ud. al día?

How do you care for your teeth and gums?
- Do you have any problems with your teeth or gums that interfere with your ability to eat?

¿Qué cuidado le da Ud. a los dientes y las encías?
- ¿Tiene Ud. algún problema con los dientes o las encías que interfieran con su capacidad de comer?

Who does the food shopping?

¿Quién hace sus compras de comestibles?

Do you have adequate storage and refrigeration?

¿Tiene Ud. alacenas y un refrigerador adecuados?

Who prepares the meals?

¿Quién prepara las comidas?

Where is your food prepared?

¿Dónde se preparan los alimentos?

Do you eat alone or with others?

¿Come Ud. solo(a) o con otros?

Environment

Do you live in a house or apartment?
- How many floors does it have?
- Where is the bathroom?

Are you able to make it to the bathroom to move your bowels?

If not, what do you do to compensate?

Medio ambiente

¿Vive Ud. en una casa o en un apartamento?
- ¿Cuántos pisos tiene?
- ¿Dónde está el baño?

¿Puede Ud. llegar hasta el baño para evacuar?

Si no puede Ud. llegar a tiempo, ¿qué hace Ud. para aliviarse?

Psychosocial considerations

Coping skills

Have you recently lost a loved one, experienced a breakup of a relationship, or undergone a similar stressful event?

Habilidad de darse abasto

¿Últimamente se le ha muerto alguna persona querida, ha roto sus relaciones personales con una persona amada o ha sufrido algún acontecimiento lleno de tensiones similares?

Have you been depressed or felt anxious recently?

¿Se ha sentido Ud. deprimido(a) o preocupado(a) últimamente?

Does the stress of your job, daily schedule, or other factors influence your eating or bowel patterns?
- How?

¿Su tensión en el trabajo, su horario diario, u otros factores influyen en sus hábitos de comer o en su evacuación intestinal?
- ¿Cómo?

Do you use food or drink to help you get through a stressful event?

¿Toma Ud. alimentos o bebidas para que le ayuden a superar situaciones estresantes?

Roles

Relaciones

Do you like yourself physically?

¿Le gusta su aspecto físico?

Are you content with your present weight?

¿Está Ud. satisfecho(a) con su peso actual?

Responsibilities

Responsabilidades

What is your occupation?

¿Cuál es su profesión o trabajo?

How do you feel about your job?

¿Qué opina Ud. de su trabajo o posición?

Do you receive any type of financial assistance for food?
- What type of assistance?
  Food stamps?
  Social Security payments?
  Supplemental Social Security payments
  Welfare?
  Women, infants, and children (WIC) program?

¿Recibe Ud. alguna forma de asistencia para los alimentos?
- ¿Qué clase de asistencia?
  ¿Estampillas de asistencia para comprar alimentos?
  ¿Mensualidad del Seguro Social?
  ¿Complemento a la mensualidad del Seguro Social?
  ¿Asistencia social?
  ¿Programa de WIC (mujeres, infantes y niños)?

Developmental considerations

For the pediatric patient

Para el (la) paciente de pediatría

What is the color of the newborn's stools?

¿De qué color es la defecación del (de la) recién nacido(a)?

What is the number of stools per day of the newborn?

¿Cuántas defecaciones tiene el (la) recién nacido(a) al día?

Does the infant continually want to eat despite forceful vomiting?

¿Qué quiere comer continuamente el (la) infante(a) a pesar de que vomita todo?

How often does the child have a bowel movement?

¿Con qué frecuencia evacua la criatura?

What is the consistency of the child's stools?

¿Cuál es la consistencia de la evacuación intestinal de la criatura?

What special words does the child use for having a bowel movement?

¿Cuáles son las palabras especiales que el (la) niño(a) usa para decir que quiere evacuar?

At what age was the child toilet trained?
- Did any problems occur?

¿A qué edad se entrenó al (la) niño(a) a usar el retrete?
- ¿Tuvo problemas con esto?

Does the child seem to have more "accidents" when ill?

¿Tiene la criatura más "accidentes" cuando está enferma?

Are the child's underpants often stained with stool?

¿Los calzones del (de la) niño(a) están manchados de heces con frecuencia?

Do you suspect that the child sometimes deliberately holds back stool?

¿Sospecha Ud. que a veces la criatura intencionalmente retiene la defecación?

Do the child's stools ever appear large, bulky, and frothy and float in the toilet bowl?
- Is the odor especially strong?

¿Hay veces que la evacuación del (la) niño(a) parece ser grande, abultada y espumosa y flota en el retrete?
- ¿Es el olor especialmente fuerte?

Is the child under any unusual stress?

¿Está la criatura bajo una tensión inusual?

For the pregnant patient

Para la paciente embarazada

Do you ever have nausea and vomiting?
- Does it occur at a specific time?
- Does it occur throughout the day?

¿Tiene Ud. alguna vez náuseas o vómitos?
- ¿Ocurre esto a una hora en particular?
- ¿Ocurre esto durante todo el día?

Have your bowel habits changed since you became pregnant?
- How have they changed?

¿Han cambiado sus hábitos de evacuar desde el comienzo de su embarazo?
- ¿Cómo han cambiado?

Have you had abdominal pain?
- Where is the pain?
- What kind of pain is it?

¿Ha tenido Ud. dolor en el abdomen?
- ¿Dónde es el dolor?
- ¿Qué clase de dolor?

Have you had heartburn?

¿Ha tenido Ud. pirosis?

How do you feel about your pregnancy?

¿Qué piensa Ud. de su estado de embarazo?

For the elderly patient

Para el (la) paciente anciano(a)

Do you ever lose control of your bowels?

¿Hay veces que Ud. pierde control de su evacuación intestinal?

Are you constipated frequently?
- Does this represent a change in your normal bowel habits?

¿Está Ud. estreñido(a) con frecuencia?
- ¿Representa esto un cambio en sus hábitos normales de evacuar?

Do you have diarrhea after eating certain foods?
- Which foods seem to cause diarrhea?

¿Le da diarrea después de comer ciertos alimentos?
- ¿Qué alimentos parecen darle diarrea?

Do you need help to use the bathroom?

¿Necesita Ud. ayuda para ir al baño?

14

Urinary system

Current health problems

Burning

Do you ever feel a burning sensation when you urinate?
- How often?
  - Every time?
  - Frequently?
  - Occasionally?

Where do you feel the burning sensation?
- At the urethral opening?
- Around the area of the urethral opening?
- Inside the urethra?

Sensación de ardor

¿Hay veces que Ud. siente ardor cuando orina?
- ¿Con qué frecuencia?
  - ¿Cada vez que Ud. orina?
  - ¿Con frecuencia?
  - ¿De vez en cuando?

¿Dónde siente Ud. el ardor?
- ¿En la abertura de la uretra?
- ¿Al rededor de la abertura de la uretra?
- ¿Dentro de la uretra?

Changes in urinary elimination patterns

How often do you urinate each day?

How does your bladder feel after you urinate?
- Full?
- Empty?

What is the color of your urine?
- Light yellow?
- Dark yellow?
- Red?
- Brown?
- Black?

Does your urine ever appear cloudy?
- How often does this occur?
  - Every time?
  - Frequently?
  - Occasionally?

Cambios en los hábitos de orinar

¿Con qué frecuencia orina Ud. al día?

¿Cómo se siente su vejiga después de orinar?
- ¿Llena?
- ¿Vacía?

¿De qué color es suorina?
- ¿Amarilla pálida?
- ¿Amarilla oscura?
- ¿Roja?
- ¿Café?
- ¿Negra?

¿Hay veces que la orina parece estar turbia?
- ¿Con qué frecuencia ocurre esto?
  - ¿Cada vez que orina?
  - ¿Con frecuencia?
  - ¿De vez en cuando?

Kidney
El riñón

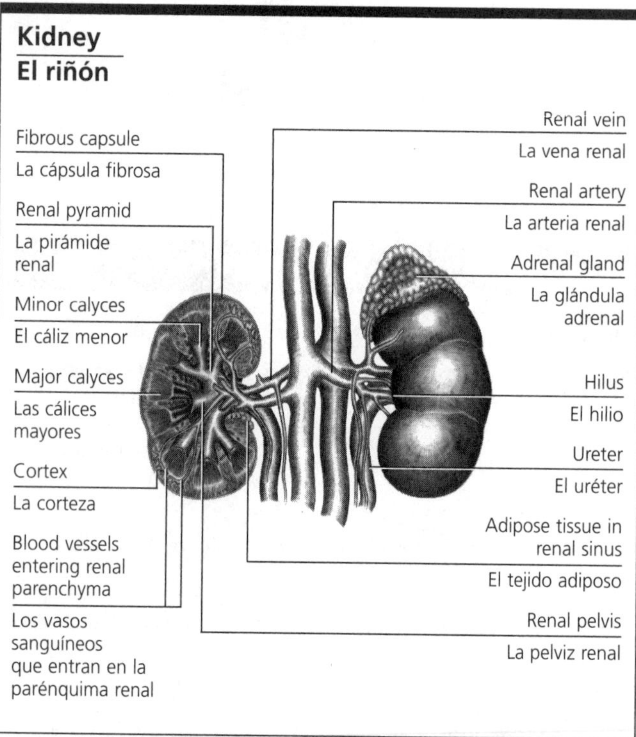

Do you ever pass gas in your urine?
- How often does this occur?

Every time?
Frequently?
Occasionally?

¿Hay veces que Ud. pasa gas en la orina?
- ¿Con qué frecuencia ocurre esto?

¿Cada vez?
¿Con frecuencia?
¿De vez en cuando?

Hesitancy

Vacilación

Do you ever have trouble starting or maintaining a urine stream?
- How often does this occur?

Every time?
Frequently?
Occasionally?

¿Hay veces que Ud. tiene dificultad en comenzar a orinar o mantener un flujo de orina?
- ¿Con qué frecuencia ocurre esto?

¿Cada vez?
¿Con frecuencia?
¿De vez en cuando?

Have you noticed a change in the size or force of your urine stream?
- Can you describe it?

¿Ha notado Ud. algún cambio en el tamaño o la fuerza del flujo de su orina?
- ¿Lo puede Ud. describir?

Pain

Do you ever have pain when you urinate?
- How often?
  - Every time?
  - Frequently?
  - Occasionally?

Where is the pain located?
- At the urethral opening?
- Around the area of the urethral opening?
- Inside the urethra?
- In the lower abdomen?
- In the lower back?

What does the pain feel like?
- Burning sensation?
- Squeezing?
- Dull or aching?
- Sharp or stabbing?
- Sensation of heaviness?

Do you ever have pain in your side that radiates around to your back or into your lower abdomen?
- Do position changes relieve the pain or make it worse?

Does anything else relieve the pain?
- What?

Do you ever have pain below the ribs near the back?

Dolor

¿Alguna vez siente Ud. dolor al orinar?
- ¿Con qué frecuencia?
  - ¿Cada vez?
  - ¿Con frecuencia?
  - ¿De vez en cuando?

¿Dónde siente Ud. el dolor?
- ¿En la abertura de la uretra?
- ¿Al rededor de la abertura de la uretra?
- ¿Dentro de la uretra?
- ¿En la parte inferior del abdomen?
- ¿En la parte inferior de la espalda?

¿Qué tipo de dolor siente Ud.?
- ¿Una sensación de ardor?
- ¿Siente que se retuerce?
- ¿Sordo o doliente?
- ¿Agudo o punzante?
- ¿Una sensación de pesadez?

¿Hay veces que Ud. siente un dolor en el costado que se extiende hasta la espalda o la parte inferior del abdomen?
- ¿El cambiar de postura le mitiga el dolor o lo empeora?

¿Hay alguna otra cosa que mitigue el dolor?
- ¿Qué?

¿Alguna vez tiene Ud. dolor por debajo de las costillas cerca de la espalda?

Urethral discharge

Do you ever have urethral discharge?
- How much discharge have you noticed?
  - About the size of a dime?
  - About the size of a nickel?

Descarga de la uretra

¿Hay veces que Ud. tiene una descarga de la uretra?
- ¿Cuánta descarga ha notado Ud.?
  - ¿Es como del tamaño de una moneda de diez centavos?
  - ¿Es como del tamaño de una moneda de cinco centavos?

About the size of a quarter?	¿Es como del tamaño de una moneda de veinticinco centavos?
More?	¿Más grande?
What color is the discharge?	**¿De qué color es la descarga?**
Does the discharge have any odor?	**¿Tiene olor la descarga?**
– What kind of odor?	– ¿Qué clase de olor?
How long have you had this discharge?	**¿Hace cuánto tiempo que tiene Ud. esta descarga?**
Has the amount of the discharge increased or decreased?	**¿Ha aumentado o aminorado la cantidad de esta descarga?**

Urgency / Urgencia

Do you ever feel that you must urinate immediately?	**¿Hay veces que Ud. siente que tiene que orinar inmediatamente?**
– How often does this occur?	– ¿Con qué frecuencia ocurre esto?
Most of the time?	¿La mayor parte del tiempo?
Frequently?	¿Con frecuencia?
Occasionally?	¿De vez en cuando?
Does this ever happen without urinating afterward?	**¿Le ocurre esto sin orinar luego?**

Urine leakage / Pérdida de orina

Do you ever have urine leakage?	**¿Tiene Ud. pérdida de orina?**
– When does it occur?	– ¿Cuándo la tiene?
When you laugh, sneeze, or cough?	¿Cuándo Ud. se ríe, estornuda o toce?
During exercise?	¿Cuándo Ud. hace ejercicio?
When bending to pick something up?	¿Cuándo se agacha Ud. a recoger algo?
When you change positions?	¿Cuándo Ud. cambia de postura?
When you strain to move your bowels?	¿Cuándo se esfuerza Ud. para evacuar?
After you feel the urge to urinate?	¿Después de sentir urgencia de orinar?
– How often does it occur?	– ¿Con qué frecuencia ocurre esto?
All the time?	¿Todo el tiempo?
Frequently?	¿Con frecuencia?
Occasionally?	¿De vez en cuando?
How long have you had this leakage?	**¿Hace cuánto tiempo que Ud. tiene esta pérdida de orina?**

Do you wear absorbent pads to prevent soiling your clothes?

¿Usa Ud. una toalla higiénica para evitar manchar su ropa?

Does this problem interfere with your activities?
- How?

¿Este problema interfiere en sus actividades?
¿Cómo?

Medical history

Have you ever had a kidney or bladder problem, such as a urinary tract infection?
- What was the problem?
- When did it first occur?
- Do you still have a problem now?

¿Ha tenido Ud. alguna vez un problema del riñón o de la vejiga, tal como una infección en el sistema urinario?
- ¿Cuál fue el problema?
- ¿Cuándo ocurrió por primera vez?
- ¿Todavía tiene Ud. ese problema?

Have you ever been hospitalized for a kidney or bladder problem?
- When?
- For how long?
- How was it treated?

¿Ha estado Ud. hospitalizado(a) alguna vez a causa de un problema del riñón o de la vejiga?
- ¿Cuándo?
- ¿Por cuánto tiempo?
- ¿Qué tratamiento se le dió?

Have you ever had kidney or bladder stones?
- When?
- How were they treated?

¿Ha tenido Ud. alguna vez cálculos en el riñón o en la vejiga?
- ¿Cuándo?
- ¿Qué tratamiento se le dió?

Have you ever had a kidney or bladder injury?
- What kind of injury?
- When did it occur?
- How was it treated?

¿Ha tenido Ud. alguna vez una lesión del riñón o de la vejiga?
- ¿Qué tipo de lesión?
- ¿Cuándo la tuvo?
- ¿Qué tratamiento se le dió?

Have you ever worn an external drainage device?
- When?
- Why?

¿Alguna vez ha tenido Ud. un aparato de drenaje externo?
- ¿Cuándo?
- ¿Por qué?

Have you ever been catheterized?
- Why?
- Did you have any problems while you had the catheter?

¿Se le ha insertado un catéter alguna vez?
- ¿Por qué?
- ¿Tuvo Ud. problemas mientras tenía el catéter?

Have you ever had a sexually transmitted disease?
- Which disease?
  Chlamydia?
  Gonorrhea?

¿Ha tenido Ud. alguna vez alguna enfermedad transmitida sexualmente?
- ¿Qué enfermedad?
  ¿Clamidia?
  ¿Gonorrea?

Syphilis?
Another sexually transmitted disease?
- How long ago did you have it?
- How was it treated?

¿Sífilis?
¿Otra enfermedad transmitida sexualmente?
- ¿Hace cuánto tiempo la tuvo?
- ¿Qué tratamiento se le dió?

Are you currently receiving treatment for a medical problem, such as diabetes mellitus or high blood pressure?

¿Actualmente recibe Ud. un tratamiento para un problema médico, tal como diabetes mellitus o alta presión sanguínea?

Family history

Has anyone in your family ever been treated for kidney problems?
- What kind of problem?
- How was it treated?

¿Hay algún miembro de su familia que se le haya tratado a causa de un problema del riñón?
- ¿Qué clase de problema?
- ¿Qué tratamiento se le dió?

Has anyone in your family ever had kidney or bladder stones?
- When?
- How was it treated?

¿Hay algún miembro de su familia que haya tenido cálculos en el riñón o en la vejiga?
- ¿Cuándo?
- ¿Qué tratamiento se le dió?

Has anyone in your family ever had:
- high blood pressure?
- diabetes mellitus?
- gout?
- coronary artery disease?

Who?
How was it treated?

¿Hay algún miembro de su familia que haya tenido:
- alta presión sanguínea?
- diabetes mellitus?
- gota?
- enfermedad de la arteria coronaria?

¿Quién?
¿Qué tratamiento se le dió?

Health patterns

Medications

Do you take any medications?
- Prescription?
- Over-the-counter?
- Other?

Which prescription medications do you take routinely?
- How often do you take them?
  Once daily?
  Twice daily?
  Three times daily?

Medicamentos

¿Toma Ud. medicamentos?
- ¿De receta?
- ¿Sin necesidad de receta?
- ¿Otro?

¿Qué medicamentos de receta toma Ud. por rutina?
- ¿Con qué frecuencia los toma?
  ¿Una vez al día?
  ¿Dos veces al día?
  ¿Tres veces al día?

Four times daily?
More often?

¿Cuatro veces al día?
¿Con más frecuencia?

Which over-the-counter medications do you take routinely?

¿Qué medicamentos que no necesitan receta toma Ud. por rutina?

- How often do you take them?
- Once daily?
- Twice daily?
- Three times daily?
- Four times daily?
- More often?

- ¿Con qué frecuencia los toma?
- ¿Una vez al día?
- ¿Dos veces al día?
- ¿Tres veces al día?
- ¿Cuatro veces al día?
- ¿Con más frecuencia?

Which medications do you take periodically?

¿Qué medicamentos toma Ud. periódicamente?

Why do you take these medications?

¿Por qué toma Ud. estos medicamentos?

What is the dosage for each medication?

¿Cuál es la dosis para cada uno de los medicamentos?

How does each medication make you feel?

¿Cómo le hace sentirse cada medicamento?

Are you allergic to any medications?

- Which medications?
- What happens when you have an allergic reaction?

¿Está Ud. alérgico(a) a algunos medicamentos?

- ¿A qué medicamentos?
- ¿Qué pasa cuando Ud. tiene una reacción alérgica?

Personal habits

Hábitos personales

Do you smoke or chew tobacco?

- What do you smoke?
  Cigarettes?
  Cigars?
  Pipe?
- How long have you smoked or chewed tobacco?
- How many cigarettes, cigars, or pipes of tobacco do you smoke each day?
- How much tobacco do you chew each day?
- Did you ever stop?
  How long did it last?
  What method did you use to stop?
  Do you remember why you started again?

¿Fuma Ud. o masca tabaco?

- ¿Qué fuma Ud.?
  ¿Cigarrillos?
  ¿Cigarros (puros)?
  ¿Pipa?
- ¿Hace cuánto tiempo que Ud. fuma o masca tabaco?
- ¿Cuántos cigarrillos, cigarros (puros) o pipas de tabaco fuma Ud. al día?
- ¿Cuánto tabaco masca Ud. al día?
- ¿Dejó Ud. de fumar o mascar tabaco alguna vez?
  ¿Cuánto tiempo duró?
  ¿Qué método usó Ud. para dejar el hábito?
  ¿Recuerda Ud. por qué volvió a fumar o mascar tabaco otra vez?

- If you do not use tobacco now, have you smoked or chewed tobacco in the past?
  - What influenced you to stop?

- Si Ud. no usa tabaco actualmente, ¿ha Ud. fumado o mascado tabaco en tiempos pasados?
  - ¿Qué influencia ejerció sobre Ud. para dejar el hábito?

Do you drink alcoholic beverages?
- What type?
  - Beer?
  - Wine?
  - Hard liquor?
- How often do you drink?
- How many drinks?
  - Spread over how much time?

¿Toma Ud. bebidas alcohólicas?
- ¿Qué clase?
  - ¿Cerveza?
  - ¿Vino?
  - ¿Aguardiente?
- ¿Con qué frecuencia bebe Ud.?
- ¿Cuántas bebidas?
  - ¿Durante cuánto tiempo?

How many times do you urinate each day?
- Have you noticed any change in frequency?
  - What kind of change?

¿Cuántas veces al día orina Ud.?
- ¿Ha notado algún cambio en la frecuencia con la que Ud. orina?
  - ¿Qué clase de cambio?

Have you noticed any increase or decrease in the amount of urine you void each time?

¿Ha notado Ud. aumento o disminución en la cantidad de orina que descarga cada vez?

Sleep patterns

Hábitos de dormir

Do you notice that you have to awaken at night to urinate?
- How often does this occur?
  - Once nightly?
  - More than once nightly?
  - Every other night?
  - A few times weekly?
  - Once weekly?
  - Other?
- How long have you been experiencing this?

¿Ha notado Ud. que se tiene que despertar durante la noche para orinar?
- ¿Con qué frecuencia ocurre esto?
  - ¿Una vez por noche?
  - ¿Más de una vez por noche?
  - ¿Una noche sí y otra no?
  - ¿Unas cuántas veces a la semana?
  - ¿Una vez a la semana?
  - ¿Otra?
- ¿Hace cuánto tiempo que le pasa esto?

Does this happen only when you drink large amounts of liquid in the evening?

¿Le pasa esto solamente cuando ha bebido grandes cantidades de líquido en la noche?

Do you ever notice that your pajamas or sheets are soiled with urine?

¿Ha notado Ud. alguna vez que sus pijamas o las sábanas están manchadas de orina?

Nutrition

Do you follow a special diet?
- What kind of diet?
- Who prescribed the diet?
- How long have you been on the diet?
- What is the reason for the diet?

Do you limit your salt intake?
- Why?
- How much salt do you use, if any?

How many glasses of liquid do you drink daily?

What type of liquid do you drink?

Nutrición

¿Tiene Ud. una dieta especial?
- ¿Qué clase de dieta?
- ¿Quién le recetó la dieta?
- ¿Hace cuánto tiempo que tiene Ud. esta dieta?
- ¿Cuál es la razón por la cual Ud. tiene esta dieta?

¿Limita Ud. la cantidad de sal que toma?
- ¿Por qué?
- ¿Cuánta sal usa Ud. si es que la usa?

¿Cuántos vasos de líquido toma Ud. al día?

¿Qué tipo de líquidos bebe Ud.?

Sexual patterns

Have you noticed any tenderness when you clean yourself after voiding?
- Where is it located?

Do you ever have pain during sexual intercourse?

Hábitos sexuales

¿Ha notado algo de sensibilidad anormal cuando Ud. se limpia después de orinar?
- ¿Dónde es sensible?

¿Hay veces que Ud. siente dolor cuando tiene relaciones sexuales?

Environment

Do you live in a house or apartment?
- How many floors does it have?
- Where is the bathroom?

Are you able to make it to the bathroom when you have to urinate?
- If not, what do you do to compensate?

Medio ambiente

¿Vive Ud. en una casa o en un apartamento?
- ¿Cuántos pisos tiene?
- ¿Dónde está el baño?

¿Puede Ud. llegar hasta el baño cuando tiene que orinar?
- Si no le da a Ud. tiempo de llegar al baño, ¿qué hace Ud. para aliviarse?

Psychosocial considerations

Roles / Relaciones

Can you urinate independently?
- What kind of help do you need?

¿Puede Ud. orinar por sí solo(a)?
- ¿Qué clase de ayuda necesita Ud.?

If you have urinary frequency or have to urinate at night, does it affect any family members?
- How?

¿Si Ud. tiene que orinar con frecuencia o tiene que orinar durante la noche, esto afecta a algún miembro de la familia?
- ¿Cómo?

Responsibilities / Responsabilidades

What is your occupation?

¿Cuál es su profesión o su trabajo?

Do you have ample time to visit the bathroom while you work?

¿Tiene tiempo suficiente para ir al baño mientras Ud. está en su trabajo?

Developmental considerations

For the pediatric patient / Para el (la) paciente de pediatría

Does the child have a persistent diaper rash?
- When does it occur?
- What, if anything, relieves it?

¿Tiene la criatura un salpullido persistente?
- ¿Cuándo ocurre esto?
- Si hay algo que lo alivie, ¿qué es?

How many diapers does the child wet each day?
- Has this number changed recently?
  - Decreased?
  - Increased?

¿Cuántos pañales moja la criatura al día?
- ¿Ha cambiado este número recientemente?
  - ¿Disminuido?
  - ¿Aumentado?

Does the child have excessive thirst?

¿Tiene el (la) niño(a) excesiva sed?

Has the child experienced recent urinary problems, such as difficulty urinating or a urine stream change?
- Can you describe the problem?

¿Ha tenido el (la) niño(a) últimamente problemas urinarios, tal como dificultad en orinar o ha cambiado el flujo de su orina?
- ¿Puede Ud. describir el problema?

Does the child cry when urinating?

¿Llora el (la) niño(a) cuando orina?

Has the child's bladder control deteriorated recently?

¿Se ha deteriorado últimamente el control de la vejiga del (de la) niño(a)?

Did the child learn to sit, stand, and talk at the expected time?

¿Aprendió el (la) niño(a) a sentarse, pararse y hablar a su debido tiempo?

Does the child have a schedule for urinating, such as always urinating after a meal or before bedtime?
- What is the child's schedule?

¿Tiene el (la) niño(a) un horario fijo para orinar, por ejemplo, siempre orina después de comer o antes de acostarse?
- ¿Cuál es el horario del (de la) niño(a)?

For the pregnant patient

Para la paciente embarazada

Do you ever have pain when you urinate or in the kidney area?
- When did it start?
- How long have you had it?
- What relieves it?
- What is the pain like?

¿Siente Ud. dolor al orinar o en la región del riñón?
- ¿Cuándo comenzó esto?
- ¿Hace cuánto tiempo que lo tiene?
- ¿Qué es lo que lo mitiga?
- ¿Cómo es el dolor?

Have you ever been diagnosed with a urinary tract infection?
- When?
- What were your symptoms?
- How was it treated?

¿Se le ha diagnosticado alguna vez una infección en el sistema urinario?
- ¿Cuándo?
- ¿Cuáles fueron los síntomas?
- ¿Qué tratamiento se le dió?

For the elderly patient

Para el (la) paciente anciano(a)

How much liquid do you drink in the evening?

¿Cuánto líquido bebe Ud. en la noche?

What types of liquid do you drink in the evening?

¿Qué clase de líquido bebe Ud. en la noche?

Do you ever lose control of your bladder?
How often does this occur?

Does this occur suddenly or do you feel a warning, such as intense pressure?

¿Ha perdido Ud. control de la vejiga alguna vez?
- ¿Con qué frecuencia ocurre esto?
- ¿Ocurre esto de repente o siente Ud. un aviso, tal como una presión intensa?

15

Female reproductive system

Current health problems

Bleeding

Sangrado

Do you ever bleed between menstrual periods?
- How much?
- For how long?

¿Hay veces que Ud. tiene sangrado entre sus periodos menstruales?
- ¿Cuánto?
- ¿Por cuánto tiempo?

Do you ever have vaginal bleeding after intercourse?
- When?
- How much?
- For how long?

¿Hay veces que Ud. tiene sangrado vaginal después de tener relaciones sexuales?
- ¿Cuándo?
- ¿Cuánto?
- ¿Por cuánto tiempo?

Have you gone through menopause?
- At what age?
- When was your last menstrual period?

¿Ya tuvo Ud. la menopausia?
- ¿A qué edad?
- ¿Cuándo tuvo Ud. su último periodo menstrual?

Breast changes

Cambios en los senos (las mamas)

What changes have you noticed in your breasts?

¿Qué cambios ha notado Ud. en los senos?

How would you describe the change?
- Lump?
- Thickening?
- Swelling?
- Skin dimpling?

¿Cómo describiría Ud. este cambio?
- ¿Bultos?
- ¿Endurecimiento?
- ¿Hinchazón?
- ¿Hoyuelos en la piel?

When did you first notice the change?

¿Cuándo notó Ud. el cambio por primera vez?

Has it improved or worsened?

¿Se ha mejorado o empeorado?

htness? – ¿Presión o tensión?
tion? – ¿Ardor?

the pain last? **¿Cuánto tiempo dura el dolor?**
- ¿Es constante?

nt? – ¿Es intermitente?

you had the **¿Hace cuánto tiempo que Ud. tiene el dolor?**

ently? – ¿Comenzó de repente? ¿Cuándo?

arge / Descarga vaginal

y vaginal dis- **¿Tiene Ud. alguna descarga vaginal?**

rt? – ¿Cuándo comenzó?
you had it? – ¿Hace cuánto tiempo que Ud. la tiene?
- ¿Cuánta descarga ha notado Ud.?

e vaginal dis- **¿De qué color es la descarga vaginal?**

rge have any **¿La descarga vaginal tiene algún olor?**

e the odor? – ¿Puede Ud. describir el olor?

enced: **¿Ha tenido Ud.:**
- comezón?

ation? – ardor al orinar?
rse? – dolor cuando tiene relaciones sexuales?
- fiebre?
- escalofríos?
- hinchazón?

any sores or **¿Ha notado Ud. algunas llagas o úlceras?**
- ¿Dónde?

partner have: **¿Su compañero sexual tiene:**
- llagas genitales?

? – descarga en el pene?

story

ou begin to **¿A qué edad comenzó Ud. la menstruación?**

rough **¿Ha tenido Ud. la menopausia?**

- ¿A qué edad?

Female genitalia
Genitalia femenina

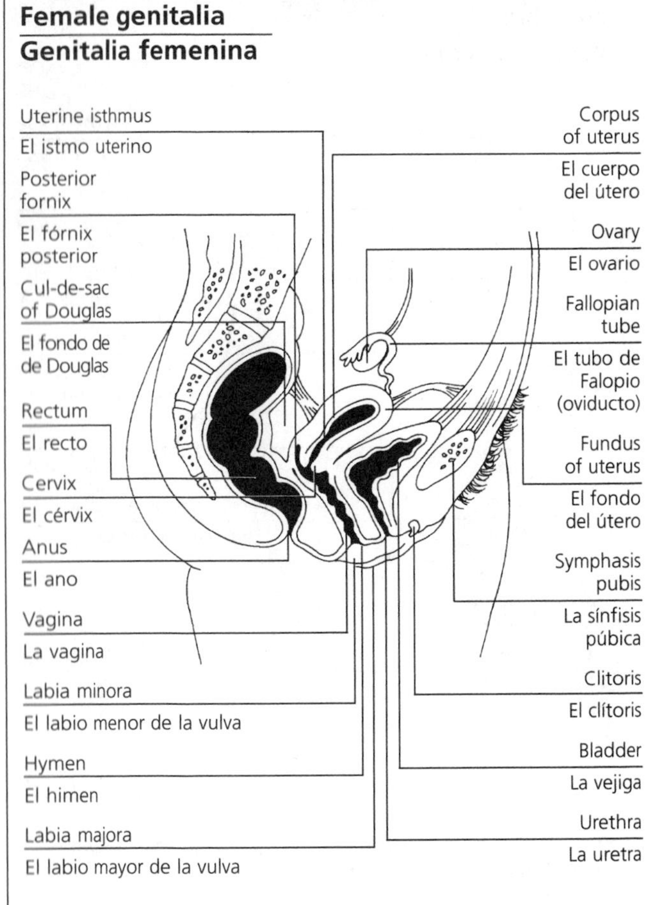

Have you noticed any changes in your underarms?
- How long ago did you notice it?
- Has it become more pronounced lately?

¿Ha notado Ud. algún cambio en las axilas?
- ¿Hace cuánto tiempo lo notó?
- ¿Se ha vuelto más visible últimamente?

Have you noticed any nipple discharge?
- How long ago did you notice it?
- Has it become more pronounced lately?

¿Ha notado Ud. alguna descarga del pezón?
- ¿Hace cuánto tiempo que Ud. la notó?
- ¿Ha aumentado últimamente?

Female breast
El pecho de la mujer

Adipose tissue
El tejido adiposo

Acini of lobule
El acino de lóbulo

Glandular lobe
El lóbulo de las glándulas

Collecting and main ducts
El conducto principal y los que acumulan

Areola
La areola

Montgomery's tubercle
El tubérculo de Montgomery

Nipple
El pezón

Lactiferous duct
El conducto lactífero

Does this discharge occur with only one nipple? – Which nipple?	**¿Se produce descarga sólo en un pezón?** – ¿En cuál?
What is the color of the discharge?	**¿De qué color es la descarga?**
Does the discharge occur spontaneously or with manual pressure?	**¿Ocurre la descarga espontáneamente o bajo presión manual?**
Do you have any rash or eczema on either nipple?	**¿Tiene Ud. algo de erupción o eccema en uno u otro de los pezones?**

Menstrual cycle changes
Cambios en el ciclo menstrual

When was the first day of your last menstrual period?	**¿Cuándo fue el primer día de su último periodo menstrual?**

Was that period normal compared with your previous periods?

When was the first day of your previous menstrual period?

How often do your periods occur?
– Are they regular?

How long do your periods normally last?

How would you describe your menstrual flow?
– Heavy?
– Moderate?
– Light?

What color is your menstrual flow?
– Are there any clots?
Few?
Moderate number?
Many?

How many sanitary napkins or tampons do you use on each day of your period?
– Has this changed recently?

Has it increased?
Has it decreased?

Pain

Do you have pain?
– When does the pain occur?
Before your periods?
During your periods?
After your periods?
Other?

Where do you feel the pain?

Does it radiate to any other areas?
– Can you point to where it r ates?

What does the pain feel lik
– Dull and cramping?
– Sharp and stabbing, like a knife?

– Pressu
– Burnin

How lon
– Is it co
– Is it int

How long pain?
– Did it st
Whe

Vaginal

Do you ha charge?
– When did
– How long
– How muc

What color charge?

Does the dis odor?
– Can you de

Have you ex
– itching?
– burning on
– painful inte
– fever?
– chills?
– swelling?

Have you noti ulcers?
– Where?

Does your sex
– genital sores?
– penile dischar

Medical h

At what age did menstruate?

Have you gone menopause?
– At what age?

Did you experience during menopause?

- Hot flashes?
- Night sweats?
- Excessive weight gain?
- Mood swings?
- Other signs and symptoms?
  What did you do to relieve them?

¿Durante la menopausia tuvo Ud. algunos problemas, tales como:

- Calores?
- ¿Sudor nocturno?
- ¿Aumento de peso excesivo?
- ¿Cambios de humor?
- ¿Otro?
  ¿Qué hizo Ud. para mitigarlos?

Have you had any discomfort before or during your periods?

¿Ha tenido Ud. malestar antes o durante sus periodos?

Has anyone ever told you that something is wrong with your uterus or other reproductive organs?

- Who told you?
- When?

¿Se le ha dicho que su útero o sus órganos reproductivos tienen un problema?

- ¿Quién se lo dijo?
- ¿Cuándo?

Have you ever had a sexually transmitted disease or other genital or reproductive system infection?

- What was the problem?
  Chlamydia?
  Gonorrhea?
  Syphilis?
  Other?
- How was it treated?
- Did any complications develop?
  What were the complications?

¿Ha tenido Ud. alguna vez una enfermedad transmitida sexualmente u otra infección genital o del sistema reproductivo?

- ¿Cuál fue el problema?
  ¿Clamidia?
  ¿Gonorrea?
  ¿Sífilis?
  ¿Otra?
- ¿Qué tratamiento se le dió?
- ¿Se presentaron algunas complicaciones?
  ¿Cuáles fueron las complicaciones?

Have you had surgery for a reproductive system problem?

- When?
- What type of surgery?

¿Ha tenido Ud. cirugía a causa de un problema en el sistema reproductivo?

- ¿Cuándo?
- ¿Qué tipo de cirugía?

Have you ever received radiation therapy to your reproductive organs?

- When?

¿Se ha aplicado radiación a sus órganos reproductivos?

- ¿Cuándo?

Have you ever been pregnant?

- Have you ever had a miscarriage or abortion?
  How many times?
- At what age did you bear your children?

¿Ha estado Ud. embarazada alguna vez?

- ¿Alguna vez ha tenido Ud. un aborto espontáneo o inducido?
  ¿Cuántas veces?
- ¿A qué edad tuvo Ud. a sus hijos?

Have you ever had any problems during pregnancy?
- What were the problems?
- When did they occur?
  During the prenatal period?
  During labor?
  After delivery?
- What treatment did you receive?
- Did any of the problems continue?
  Which ones?
- Were your infants healthy?
  Can you describe the problems?
- Did you breast-feed your infants?

¿Ha tenido Ud. alguna vez problemas durante el embarazo?
- ¿Cuáles fueron los problemas?
- ¿Cuándo ocurrió esto?
  ¿Durante el periodo prenatal?
  ¿Durante el parto?
  ¿Después del parto?
- ¿Qué tratamiento se le dió?
- ¿Siguió Ud. teniendo esos problemas?
  ¿Cuáles?
- ¿Fueron saludables sus infantes?
  ¿Puede Ud. describir los problemas?
- ¿Les dió de mamar a sus hijos?

Have you ever had problems conceiving?
- What treatment did you receive?

¿Ha tenido Ud. problemas en concebir?
- ¿Qué tratamiento siguió, si es que se le dió algún tratamiento?

Have you ever had breast surgery?
- When?
- For what reason?

¿Ha tenido Ud. cirugía de los senos?
- ¿Cuándo?
- ¿Por qué razón?

Have you ever had a mammogram?
At what age was your first mammogram?

¿Se le ha hecho una mamografía?
- Si se le ha hecho una, ¿qué edad tenía Ud. cuando se le hizo la primera?

Family history

Has anyone in your family ever had any reproductive problems?
- Difficulty conceiving?
- Spontaneous abortion?
- Menstrual difficulties?
- Multiple births?
- Congenital anomalies?
- Difficult pregnancies?

¿Algún miembro de su familia ha tenido alguna vez problemas del sistema reproductivo?
- ¿Dificultad en concebir?
- ¿Aborto espontáneo?
- ¿Dificultades con la menstruación?
- ¿Nacimiento múltiple?
- ¿Anomalías congénitas?
- ¿Embarazos difíciles?

Has anyone in your family had:
- high blood pressure?
- diabetes mellitus?

¿Algún miembro de su familia ha tenido:
- presión sanguínea alta?
- diabetes mellitus?

- gestational diabetes?
- obesity?
- heart disease?
- cancer?
  Who?
  Where was the cancer?
  How was it treated?

- diabetes durante la gestación?
- obesidad?
- enfermedad del corazón?
- cáncer?
  ¿Quién?
  ¿Dónde tuvo cáncer?
  ¿Qué tratamiento se le dió?

Has any member of your immediate family had gynecologic surgery?
- Who?
- What type of surgery?
- What was the reason for the surgery?

¿Hay algún miembro de su familia cercana que haya tenido cirugía ginecológica?
- ¿Quién?
- ¿Qué tipo de cirugía?
- ¿Cuál fue la razón para tener la cirugía?

Did your mother or any siblings have breast cancer?
- Was the cancer in one or both breasts?
- How was it treated?

¿Su madre o cualquiera de sus hermanas han tenido cáncer de mama?
- ¿Tuvo o tuvieron cáncer en uno o en los dos senos?
- ¿Qué tratamiento se les dió?

Health patterns

Medications

Do you take any medications?
- Prescription?
- Over-the-counter?
- Other?

Which prescription medications do you take routinely?
- How often do you take them?
  Once daily?
  Twice daily?
  Three times daily?
  Four times daily?
  More often?

Which over-the-counter medications do you take routinely?
- How often do you take them?
  Once daily?
  Twice daily?
  Three times daily?
  Four times daily?
  More often?

Which medications do you take periodically?

Medicamentos

¿Toma Ud. medicamentos?
- ¿De receta?
- ¿Sin necesidad de receta?
- ¿Otro?

¿Qué medicamento de receta toma Ud. por rutina?
- ¿Con qué frecuencia los toma?
  ¿Una vez al día?
  ¿Dos veces al día?
  ¿Tres veces al día?
  ¿Cuatro veces al día?
  ¿Con más frecuencia?

¿Qué medicamentos que no necesitan receta toma Ud. por rutina?
- ¿Con qué frecuencia los toma?
  ¿Una vez al día?
  ¿Dos veces al día?
  ¿Tres veces al día?
  ¿Cuatro veces al día?
  ¿Con más frecuencia?

¿Qué medicamentos toma Ud. periódicamente?

Why do you take these medications?

¿Por qué toma Ud. estos medicamentos?

What is the dosage for each medication?

¿Cuál es la dosis que Ud. toma de cada uno de estos medicamentos?

How does each medication make you feel?

¿Cómo le hace sentirse cada uno de estos medicamentos?

Are you allergic to any medications?
- Which medications?
- What happens when you have an allergic reaction?

¿Está Ud. alérgica a algunos medicamentos?
- ¿Qué medicamentos?
- ¿Qué le pasa cuando tiene una reacción alérgica?

Are you currently using an oral contraceptive?
- What do you use?
- How long have you used it?

¿Usa Ud. actualmente un anticonceptivo oral?
- ¿Qué usa Ud.?
- ¿Hace cuánto tiempo que lo usa?

Personal habits

Hábitos personales

Do you smoke?
- What do you smoke?
- How long have you smoked?
- How many cigarettes do you smoke each day?
- Did you ever stop?
    - How long did it last?
    - What method did you use to stop?
    - Do you remember why you started again?
- Have you smoked in the past?
    - What influenced you to stop?

¿Fuma Ud.?
- ¿Qué fuma Ud.?
- ¿Hace cuánto tiempo que Ud. fuma?
- ¿Cuántos cigarrillos fuma Ud. al día?
- ¿Alguna vez dejó Ud. de fumar o mascar tabaco?
    - ¿Cuánto tiempo duró?
    - ¿Qué método usó Ud. para dejar el hábito?
    - ¿Recuerda Ud. por qué comenzó a fumar o mascar tabaco otra vez?
- Si no usa tabaco actualmente, ¿ha Ud. fumado en tiempos pasados?
    - ¿Qué influencia ejerció sobre Ud. para dejar el hábito?

Do you drink alcoholic beverages?
- What type?
    - Beer?
    - Wine?
    - Hard liquor?
- How often do you drink?
- How many drinks?
    - Spread over how much time?

¿Toma Ud. bebidas alcohólicas?
- ¿Qué clase?
    - ¿Cerveza?
    - ¿Vino?
    - ¿Aguardiente?
- ¿Con qué frecuencia bebe Ud.?
- ¿Cuántas bebidas?
    - ¿Durante cuánto tiempo?

Do you use a contraceptive device?
- How long have you used it?
- Is the device in good condition?

¿Usa Ud. un dispositivo anticonceptivo?
- ¿Hace cuánto tiempo que lo usa?
- ¿Está el dispositivo en buenas condiciones?

Do you have regular health checkups, including gynecologic examinations?

¿Tiene Ud. reconocimientos médicos con regularidad, incluso uno ginecológico?

When was your last Papanicolaou (PAP) test?

¿Cuándo tuvo Ud. su último análisis de Papanicolau?

When was your last mammogram?

¿Cuándo se le hizo la última mamografía?

Do you perform breast self-examination?
- How often do you perform it?
- When do you perform it?

¿Examina Ud. sus senos?
- ¿Con qué frecuencia lo hace Ud.?
- ¿Cuándo lo hace Ud.?

Sleep patterns

Do you have urinary problems that interfere with your sleep?

Hábitos de dormir

¿Tiene Ud. problemas urinarios que interfieren con sus hábitos de dormir?

Activities

Have you recently changed your routine activities?
- What kinds of changes have you made?

Actividades

¿Ha Ud. cambiado recientemente sus actividades habituales?
- ¿Qué clase de cambios?

Nutrition

Do you eat a well-balanced diet?

How much fat do you eat?

Do you follow a special diet?
- What type of diet?
- Who prescribed the diet?

Do you eat or drink caffeine-containing items, such as chocolate, coffee, tea, or cola?
- How much do you eat or drink each day?

Nutrición

¿Come Ud. una dieta bien equilibrada?

¿Qué cantidad de grasa come Ud.?

¿Sigue Ud. una dieta especial?
- ¿Qué tipo de dieta?
- ¿Quién le recetó la dieta?

¿Come o bebe Ud. alimentos que contengan cafeína, tal como chocolate, café, té o sodas?
- ¿Cuánto come o bebe Ud. al día?

Sexual patterns

Are you sexually active?
- When was the last time you had intercourse?
- Do you have more than one partner?

Do you take any precautions to prevent contracting sexually transmitted disease or acquired immunodeficiency syndrome (AIDS)?
- What precautions do you take?

Do any cultural or religious factors affect your beliefs or practices regarding sexuality and reproduction?

Is your sexual preference heterosexual, homosexual, or bisexual?

Have you noticed any changes in your sexual interest, frequency of intercourse, or sexual functioning?

Do you have breast tenderness or pain related to lumpy breasts?
- How does it affect your sex life?

Are you experiencing any sexual difficulty?
- Does it affect your emotional and social relationships?

Are you satisfied with communication between you and your partner about your sexual needs?

Are your needs for affection and intimacy being met?

Hábitos sexuales

¿Tiene Ud. relaciones sexuales actualmente?
- ¿Cuándo fue la última vez que tuvo relaciones sexuales?
- ¿Tiene Ud. más de un compañero?

¿Toma Ud. precauciones para no contagiarse de una enfermedad transmitida sexualmente o del Síndrome de inmunodeficiencia adquirida (SIDA)?
- ¿Qué precauciones toma Ud.?

¿Algunos factores culturales o religiosos afectan sus creencias o hábitos con respecto a su sexualidad y su procreación?

¿Es su preferencia sexual heterosexual, homosexual, o bisexual?

¿Ha notado Ud. algunos cambios en su interés sexual, frecuencia de coito o en su desempeño sexual?

¿Tiene Ud. sensibilidad excesiva en los senos o dolor si sus senos tienen muchos bultos?
- ¿Qué efecto tiene esto en su vida sexual?

¿Tiene Ud. actualmente alguna dificultad sexual?
- ¿Esta dificultad afecta sus relaciones emocionales y sociales?

¿Está Ud. satisfecha de la comunicación entre Ud. y su compañero con respecto a sus necesidades sexuales?

¿Se satisfacen sus necesidades de afecto e intimidad?

Psychosocial considerations

Coping skills

Would you describe yourself as being under a lot of stress?
- For how long have you been under this type of stress?

What measures do you use for stress management?

Do you have a supportive relationship with another person?

Habilidad de darse abasto

¿Diría Ud. que está muy estresada?
- ¿Desde hace cuánto tiempo?

¿Tiene Ud. alguna manera de controlar el estrés?

¿Hay alguna persona que le brinde apoyo?

Roles

How important are your breasts and reproductive organs to your self-image?

Relaciones

¿Qué importancia tienen los senos y órganos reproductivos para sus relaciones?

Responsibilities

What is your occupation?

What are your typical responsibilities at home?

Have your health problems interfered with your responsibilities?
- How?

Responsabilidades

¿Cuál es su profesión o trabajo?

¿Cuáles son sus responsabilidades típicas en el hogar?

¿Sus problemas de salud han interferido con sus responsabilidades?
- ¿Cómo?

Developmental considerations

For the pediatric patient

Did the mother use any hormones during pregnancy?
- What were they?
- When did the mother take them?
- For how long?

Did the child have any genitourinary problems at birth?
- How were they treated?

Para la paciente de pediatría

¿Usó la madre hormonas durante el embarazo?
- ¿Cuáles fueron?
- ¿Cuándo la madre tomó las hormonas?
- ¿Por cuánto tiempo?

¿Tuvo la criatura problemas genitourinarios?
- ¿Qué tratamiento se les dió?

For the adolescent patient

Para la paciente adolescente

At what age did you first notice hair on your pubic area?

¿A qué edad notaste cabello en la región púbica?

When did you first notice your breasts growing?

¿Cuándo notaste que te crecían los senos?

How do you think your breasts will change as you get older?

¿Cómo piensas que tus senos cambiarán cuando seas mayor?

How do you feel you are developing compared with your friends?

¿Cómo crees que te desarrollas comparada con tus amigas?

Have you experienced any new feelings or emotions?

- Would you like to talk about them?

¿Has tenido nuevos sentimientos o has sentido nuevas emociones?

- ¿Quieres hablar de esto?

Have you noticed any moistness on your underpants?

¿Has notado que se mojan tus calzones?

Have you noticed any blood on your underpants?

¿Has notado alguna mancha de sangre en tus calzones?

When did you begin having menstrual periods?

¿Cuándo comenzaste a tener periodos menstruales?

Are you sexually active?

- How old were you when you first had intercourse?
- Do you ever have pain during intercourse?

¿Tienes relaciones sexuales actualmente?

- ¿Qué edad tenías cuando tuviste relaciones sexuales por primera vez?
- ¿Alguna vez sientes dolor durante las relaciones sexuales?

For the pregnant patient

Para la paciente embarazada

Do you wear a supportive brassiere?

¿Usa Ud. un sostén de soporte?

Do you plan to breast-feed?

¿Piensa Ud. dar de mamar?

Do you have any concerns about breast-feeding?

¿Se siente Ud. algo ansiosa en dar de mamar?

For the elderly patient

Para la paciente anciana

Do you experience hot flushes or flashes?

- How bothersome are they?

¿Siente Ud. calores?

- ¿Le son muy molestos?

Do you experience vaginal dryness, pain, or itching during sexual intercourse?

¿Tiene Ud. sequedad, dolor o comezón vaginal durante el coito?

Are you having menstrual irregularities?

¿Tiene Ud. irregularidades menstruales?

Do you practice contraception?

¿Usa Ud. anticonceptivo?

Are you having any problems or changes you believe are caused by menopause?
- What are they?
- Could anything else be causing these problems or changes?

¿Tiene Ud. problemas o cambios que los atribuye a la menopausia?
- ¿Cuáles son?
- ¿Es posible que cualquier otra cosa pudiera causar estos problemas o cambios?

How do you feel about menopause?

¿Qué piensa Ud. de la menopausia?

Have you undergone menopause?
- Are you receiving hormone therapy for menopause?
- Have you had any bleeding?
- Do you wear a well-fitting brassiere?

¿Ha tenido Ud. la menopausia?
- ¿Se le da a Ud. terapia de hormonas para la menopausia?
- ¿Ha tenido Ud. sangrado?
- ¿Usa Ud. un sostén bien ajustado?

16

Male reproductive system

Current health problems

Changes in appearance

Have you noticed any changes in the color of the skin on your penis or scrotum?
- What is the color?

Are you circumcised?
- Can you retract and replace the foreskin easily?

Have you noticed a(n) ________ on your penis?
- sore
- lump
- ulcer

Cambio de aspecto

¿Ha notado Ud. algún cambio en el color de la piel del pene o del escroto?
- ¿De qué color es?

¿Está usted circuncidado?
- ¿Puede Ud. contraer y reponer el prepucio con facilidad?

¿Notó Ud. un(a) ________ en su pene?
- llaga?
- bulto?
- úlcera?

Ejaculation difficulties

Do you have any difficulty with ejaculation?
- What type of difficulty?
  Premature ejaculation?
  Delayed ejaculation?
  Retrograde (backward) ejaculation?

Do you ever experience pain during ejaculation?

Dificultades en la eyaculación

¿Tiene Ud. alguna dificultad en la eyaculación?
- ¿Qué clase de dificultad?
  ¿Eyaculación precoz?
  ¿Eyaculación retardada?
  ¿Eyaculación retrógrada (ingreso de semen en la vejiga al eyacular, en vez de ser expulsado por la uretra)?

¿Siente Ud. dolor alguna vez durante la eyaculación?

Erection difficulties

Do you have any difficulty achieving and maintaining an erection during sexual activity?
- What type of difficulty?

Dificultades en la erección

¿Tiene Ud. alguna dificultad en alcanzar y mantener una erección durante su actividad sexual?
- ¿Qué tipo de dificultad?

Male genitalia
Genitales masculínos

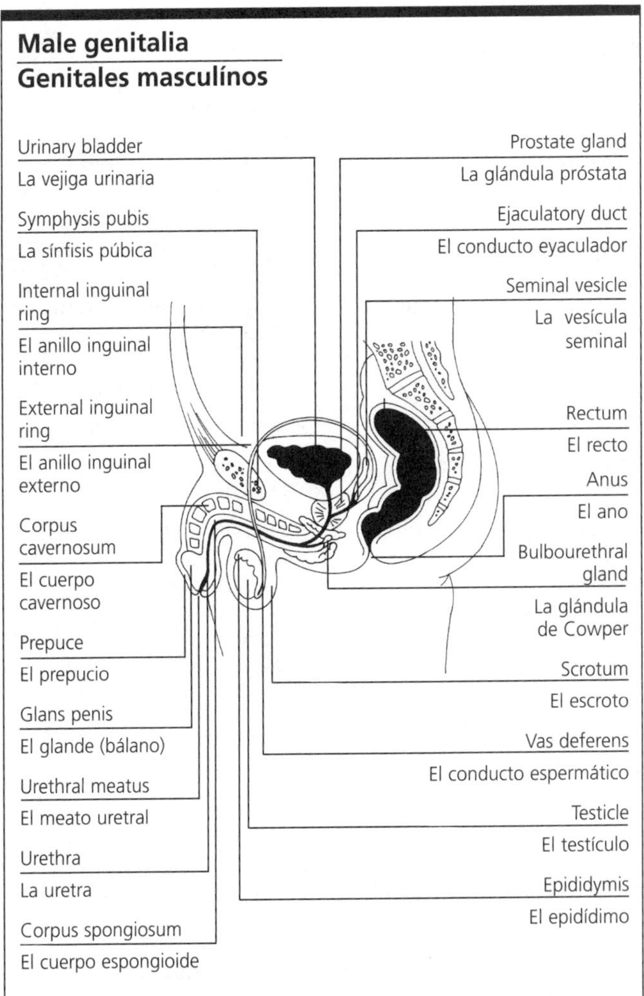

Do you have erections at other times, such as upon awakening?

¿Tiene Ud. erecciones en otras ocasiones, tal como al despertar?

Do you have pain from erection?

¿Siente Ud. dolor cuando tiene una erección?

Nocturia

Nocturia

Do you get up during the night to urinate?
– How often?

¿Se levanta Ud. por la noche para orinar?
– ¿Con qué frecuencia?

- When did it start?

- ¿Cuándo comenzó esto?

Do you have:
- urinary frequency?
- hesitancy?
- dribbling?
- pain in the area between your rectum and penis, your hips, or your lower back?

¿Ud.:
- orina con frecuencia?
- tiene vacilación?
- tiene goteo?
- siente dolor en la área entre su recto y su pene, sus caderas, o su región lumbar?

Pain

Dolor

Do you have pain in your penis, testes, or scrotum?
- Where?
- When did it start?

¿Le duele el pene, los testículos o el escroto?
- ¿Dónde?
- ¿Cuándo le empezó el dolor?

When does the pain occur?

¿Cuándo ocurre el dolor?

Does the pain radiate?
- Where?

¿Se extiende el dolor?
- ¿Adónde?

What does the pain feel like?
- Dull ache?
- Burning sensation?
- Pressure?
- Pulling sensation?
- Sharp and stabbing, like a knife?

¿Cómo siente Ud. el dolor?
- ¿Dolor sordo?
- ¿Sensación ardiente?
- ¿Presión?
- ¿Como si lo estuvieran jalando?
- ¿Agudo y punzante, como un cuchillo?

What aggravates the pain?

¿Qué es lo que agrava el dolor?

What relieves the pain?

¿Qué es lo que lo mitiga?

Have you felt a lump, painful sore, or tenderness in your groin?
- When did you first notice it?

¿Ha notado Ud. un bulto, una llaga dolorosa o sensibilidad excesiva en la ingle?
- ¿Cuándo notó Ud. esto por primera vez?

Penile discharge

Descarga del pene

Have you noticed any discharge from your penis?
- What color is it?
  Yellow?
  Clear?
  Bloody?
  Other?
- What is the discharge's consistency?
  Thin?
  Thick?

¿Ha notado Ud. alguna descarga del pene?
- ¿De qué color es?
  ¿Amarilla?
  ¿Clara?
  ¿Ensangrentada?
  ¿Otra?
- ¿Cuál es la consistencia de la descarga?
  ¿Fluida?
  ¿Espesa?

Scrotal swelling

Hinchazón del escroto

Have you noticed any swelling in your scrotum?
- When did it start?
- How long have you had it?

¿Ha notado Ud. alguna hinchazón del escroto?
- ¿Cuándo le comenzó?
- ¿Cuánto hace que le comenzó?

How would you describe the swelling?
- Constant?
- Intermittent?

¿Cómo describiría Ud. la hinchazón?
- ¿Constante?
- ¿Intermitente?

What relieves the swelling?

¿Qué es lo que hace bajar la hinchazón?

What aggravates the swelling?

¿Qué es lo que agrava la hinchazón?

Has the swelling improved or worsened since it started?

¿Ha mejorado o empeorado la hinchazón desde que comenzó?

Medical history

Do you have any children?
- How many?
- What are their ages?

¿Tiene Ud. hijos?
- ¿Cuántos?
- ¿Qué edad tienen?

Have you ever had a problem with infertility?
- Is it a current concern?

¿Ha tenido Ud. alguna vez algún problema de esterilidad?
- ¿Es esto una preocupación actual?

Have you ever had surgery on the genitourinary tract or for a hernia?
- Where?
- When?
- Why?

¿Se le practicado alguna vez una cirugía en el sistema genitourinario o hernia?
- ¿Dónde?
- ¿Cuándo?
- ¿Por qué?

Did you experience any complications after surgery?
- What were the complications?
- How were they treated?

¿Tuvo Ud. alguna complicación después de la cirugía?
- ¿Cuáles fueron las complicaciones?
- ¿Qué tratamiento se les dió?

Have you ever had an injury to the genitourinary tract?
- What happened?
- When did it occur?
- What symptoms have developed as a result?

¿Ha tenido Ud. alguna vez una lesión en el sistema genitourinario?
- ¿Qué ocurrió?
- ¿Cuándo ocurrió?
- ¿Qué síntomas se le han desarrollado a causa de esto?

Have you ever been diagnosed as having a sexually transmitted disease or any other infection in the genitourinary tract?
- What was the problem?
  Chlamydia?
  Gonorrhea?
  Syphilis?
  Other?
- How long did it last?
- How was it treated?
- Did any complications develop?

  What were the complications?

¿Se le ha diagnosticado alguna vez una enfermedad transmitida sexualmente o cualquier otra infección del sistema genitourinario?
- ¿Cuál fue el problema?
  ¿Clamidia?
  ¿Gonorrea?
  ¿Sífilis?
  ¿Otra?
- ¿Cuánto tiempo le duró?
- ¿Qué tratamiento se le dió?
- ¿Se le desarrollaron algunas complicaciones?
  ¿Cuáles fueron las complicaciones?

Have you had __________?

- Diabetes mellitus?
- Heart disease, such as arteriosclerosis?
- Neurologic disease, such as multiple sclerosis or amyotrophic lateral sclerosis?
- Cancer of the genitourinary tract?

¿Ha tenido Ud. alguno de los siguientes?
- ¿Diabetes melitus?
- ¿Enfermedad del corazón, tal como arteriosclerosis?
- ¿Enfermedades neurológicas, tal como esclerosis múltiple o esclerosis lateral amiotrófica?
- ¿Cáncer del sistema genitourinario?

Do you have a history of undescended testes or an endocrine disorder, such as hypogonadism?

When was it diagnosed?
How was it treated?

¿Tiene Ud. antecedentes de testículos no descendidos (criptorquidia) o un desorden endocrino, tal como hipogonadismo?
¿Cuándo se le diagnosticó?
¿Qué tratamiento se le dió?

Family history

Has anyone in your family had infertility problems?

Who?
How was it treated?

¿Hay algún miembro de su familia que haya tenido problemas de esterilidad?
- ¿Quién?
- ¿Qué tratamiento se le dió?

Has anyone in your family had a hernia?

Who?
How was it treated?

¿Hay algún miembro de su familia que haya tenido una hernia?
¿Quién?
¿Qué tratamiento se le dió?

Health patterns

Medications

Do you take any medications?
- Prescription?
- Over-the-counter?
- Other?

Which prescription drugs do you take routinely?
- How often do you take them?

  Once daily?
  Twice daily?
  Three times daily?
  Four times daily?
  More often?

Which over-the-counter medications do you take routinely?
- How often do you take them?
  Once daily?
  Twice daily?
  Three times daily?
  Four times daily?
  More often?

Which medications do you take periodically?

Why do you take these medications?

What is the dosage for each medication?

How does each medication make you feel?

Are you allergic to any medications?
- Which medications?
- What happens when you have an allergic reaction?

Personal habits

Do you smoke or chew tobacco?
- What do you smoke?
  Cigarettes?
  Cigars?
  Pipe?

Medicamentos

¿Toma Ud. medicamentos?
- ¿De receta?
- ¿Sin necesidad de receta?
- ¿Otro?

¿Qué medicamentos de receta toma Ud. por rutina?
- ¿Con qué frecuencia los toma Ud.?
  ¿Una vez al día?
  ¿Dos veces al día?
  ¿Tres veces al día?
  ¿Cuatro veces al día?
  ¿Con más frecuencia?

¿Qué medicamentos que no necesitan receta toma Ud. por rutina?
- ¿Con qué frecuencia los toma?
  ¿Una vez al día?
  ¿Dos veces al día?
  ¿Tres veces al día?
  ¿Cuatro veces al día?
  ¿Con más frecuencia?

¿Qué medicamentos toma Ud. periódicamente?

¿Por qué toma Ud. estos medicamentos?

¿Cuál es la dosis para cada uno de los medicamentos?

¿Cómo le hace sentirse cada uno de estos medicamentos?

¿Es Ud. alérgico a algunos medicamentos?
- ¿A qué medicamentos?
- ¿Qué le pasa cuando tiene una reacción alérgica?

Hábitos personales

¿Fuma Ud. o masca tabaco?
- ¿Qué fuma Ud.?
  ¿Cigarrillos?
  ¿Cigarros (puros)?
  ¿Pipa?

- How long have you smoked or chewed tobacco?
- How many cigarettes, cigars, or pipes of tobacco do you smoke each day?
- How much tobacco do your chew each day?
- Did you ever stop?
  - How long did it last?
  - What method did you use to stop?
  - Do you remember why you started again?
- Have you smoked or chewed tobacco in the past?
  - What influenced you to stop?

- ¿Hace cuánto tiempo que Ud. fuma o masca tabaco?
- ¿Cuántos cigarrillos, cigarros (puros) o pipas de tabaco fuma Ud. al día?
- ¿Cuánto tabaco masca Ud. al día?
- ¿Alguna vez dejo Ud. de fumar o mascar tabaco?
  - ¿Cuánto tiempo duró?
  - ¿Qué método usó Ud. para dejar el hábito?
  - ¿Recuerda Ud. por qué volvió a fumar o mascar tabaco?
- Si Ud. no usa tabaco actualmente, ¿ha fumado o mascado tabaco en tiempos pasados?
  - ¿Qué influencia ejerció sobre Ud. para dejar el hábito?

Do you drink alcoholic beverages?
- What type?
  - Beer?
  - Wine?
  - Hard liquor?
- How often do you drink?
- How many drinks?
  - Spread over how much time?

¿Toma Ud. bebidas alcohólicas?
- ¿Qué clase?
  - ¿Cerveza?
  - ¿Vino?
  - ¿Aguardiente?
- ¿Con qué frecuencia bebe Ud.?
- ¿Cuántas bebidas?
  - ¿Durante cuánto tiempo?

Do you examine your testes periodically?
- How often?
- Have you been taught the proper procedure?

¿Se examina Ud. los testículos periódicamente?
- ¿Con qué frecuencia?
- ¿Se le ha enseñado el procedimiento adecuado?

Activities

Actividades

Do you exercise routinely?
- How often?
- What type of exercise do you do?

¿Hace Ud. ejercicio por rutina?
- ¿Con qué frecuencia?
- ¿Qué tipo de ejercicio hace Ud.?

Do you engage in sports or in any activity that requires heavy lifting or straining?
- How often?

¿Participa Ud. en deportes o en alguna actividad que requiera levantar objetos pesados o hacer esfuerzos intensos?
- ¿Con qué frecuencia?

Do you wear any protective or supportive devices, such as a jockstrap, protective cup, or truss?

¿Se pone Ud. un artículo de soporte o de protección, tal como un suspensorio masculino, vaso protector o braguero?

Sexual patterns

Are you sexually active?
- When was the last time you had intercourse?
- Do you have more than one partner?

Do you take any precautions to prevent contracting sexually transmitted disease or acquired immunodeficiency syndrome (AIDS)?
- What precautions do you take?

Do you have any difficulties with erection or ejaculation?
- What type of difficulties?

Do any cultural or religious factors affect your beliefs or practices regarding sexuality and reproduction?

Is your sexual preference heterosexual, homosexual, or bisexual?

Are you having any sexual difficulty?
- Is it affecting your emotional and social relationships?

Are you satisfied with the communication between you and your partner about your sexual needs?

Are your needs for affection and intimacy being met?

Hábitos sexuales

¿Tiene Ud. relaciones sexuales actualmente?
- ¿Cuándo fue la última vez que Ud. tuvo relaciones sexuales?
- ¿Tiene Ud. más de una compañera?

¿Toma Ud. alguna precaución para evitar contagiarse de alguna enfermedad transmitida sexualmente o del síndrome de inmunodeficiencia adquirida (SIDA)?
- ¿Qué usa Ud.?

¿Tiene Ud. alguna dificultad en la erección o eyaculación?
- ¿Qué clase de dificultad?

¿Hay algunos factores culturales o religiosos que afecten sus creencias o su práctica con respecto a la sexualidad o procreación?

¿Es su preferencia sexual heterosexual, homosexual o bisexual?

¿Tiene Ud. actualmente alguna dificultad sexual?
- ¿Afecta esto sus relaciones emocionales o sociales?

¿Está Ud. satisfecho con la comunicación entre Ud. y su compañera con respecto a sus necesidades sexuales?

¿Se satisfacen sus necesidades de afecto e intimidad?

Environment

Are you now or have you been exposed to radiation or toxic chemicals?
When were you exposed?
How long were your exposed?

Medio ambiente

¿Está Ud. actualmente o ha estado expuesto a una radiación o a productos toxico-químicos?
¿Cuándo estuvo Ud. expuesto?
¿Por cuánto tiempo estuvo Ud. expuesto?

Psychosocial considerations

Coping skills

Would you describe yourself as being under a lot of stress?
- For how long have you been under this type of stress?

What measures do you use for stress management?

Do you have a supportive relationship with another person?

Habilidad de darse abasto

¿Diría Ud. que está muy estresado?
- ¿Por cuánto tiempo ha estado muy estresado?

¿Qué medidas usa Ud. para controlar el estrés?

¿Tiene Ud. apoyo emocional de otra persona?

Roles

What is your self-image?

Do you consider yourself attractive to others?

Relaciones

¿Le gusta su aspecto personal?

¿Piensa Ud. que otras personas lo consideran atractivo?

Responsibilities

What is your occupation?

Are you exposed to any toxic chemicals or radiation in your work?
- What kind?

What are your typical responsibilities at home?
- Have your health problems interfered with your ability to fulfill these responsibilities?

How?

Responsabilidades

¿Cuál es su profesión o trabajo?

¿En su trabajo, está Ud. expuesto a productos toxicoquímicos o a radiación?
- ¿Qué clase?

¿Cuáles son sus responsabilidades típicas en el hogar?
- ¿Sus problemas de salud han interferido en su capacidad de llevar a cabo sus responsabilidades?

¿Cómo?

Developmental considerations

For the pediatric patient

Did the mother use any hormones during pregnancy?
- What were they?
- When did the mother take them?
- For how long?

Is the child circumcised?

- What hygienic measures do you use?

Para el paciente de pediatría

¿Usó la madre hormonas durante su embarazo?
- ¿Cuáles fueron?
- ¿Cuándo las tomó la madre?
- ¿Por cuánto tiempo?

¿Le hicieron la circuncisión al niño?
- ¿Qué medidas de higiene usa Ud.?

Do you notice any scrotal swelling when the child cries or has a bowel movement?

¿Ha notado Ud. alguna hinchazón escrotal cuando el niño llora o cuando tiene una evacuación intestinal?

Did the child have genitourinary abnormalities at birth?
- How were they treated?

¿Tuvo el niño anormalidades genitourinarias cuando nació?
- ¿Qué tratamiento se les dió?

For the adolescent patient

Para el paciente adolescente

Do you have pubic hair?
- How old were you when it appeared?

¿Tienes vello púbico?
- ¿Qué edad tenías cuando te apareció?

Have you experienced any new feelings or emotions?
- Would you like to talk about them?

¿Has tenido nuevas sensibilidades o emociones?
- ¿Quieres hablar de ellas?

Are you sexually active?
- How would you describe your sexual activity?
- Do you use a contraceptive? What kind?

¿Tienes relaciones sexuales actualmente?
- ¿Cómo describirías tu actividad sexual?
- ¿Usas un anticonceptivo? ¿Qué tipo?

For the elderly patient

Para el paciente anciano

Have you had any change in your frequency of or desire for sex?
- What kind of change?

¿Ha tenido Ud. algún cambio en la frecuencia o en el deseo de tener relaciones sexuales?
- ¿Qué clase de cambio?

Have you noticed any changes in your sexual performance?
- What kind of changes?

¿Ha notado Ud. algún cambio en su desempeño sexual?
- ¿Qué clase de cambio?

17

Nervous system

Current health problems

Auditory changes

How is your hearing?

Have you had any changes in your hearing?

- What kind of change?
- Does it affect one ear?
  Which one?

Do you wear a hearing aid?

- In which ear?
- Does it help?
- Do you wear it all the time?

Cambios en la audición

¿Cómo está su audición?

¿Ha notado Ud. algún cambio en su audición, es decir, en su percepción de los sonidos?

- ¿Qué tipo de cambio?
- ¿Le afecta un oído?
  ¿Cuál?

¿Usa Ud. un audífono?

- ¿En qué oído?
- ¿Le ayuda?
- ¿Lo usa Ud. todo el tiempo?

Difficulty speaking

Do you have difficulty speaking?

- What happens when you try to speak?
- When did you first notice this?

Do you have difficulty expressing the words you are thinking?

- What happens?
- When did you first notice this?

Dificultades en el habla

¿Tiene Ud. dificultad en hablar?

- ¿Qué ocurre cuando Ud. trata de hablar?
- ¿Cuándo notó Ud. esto por primera vez?

¿Tiene dificultad en expresar las palabras que Ud. piensa?

- ¿Qué ocurre?
- ¿Cuándo notó Ud. esto por primera vez?

Difficulty swallowing

Do you have any difficulty swallowing?

- How would you describe it?

Do you have problems with all food and drink?

- What things cause you difficulty?

Dificultad en tragar

¿Tiene Ud. dificultad en tragar?

- ¿Cómo la describiría Ud.?

¿Tiene Ud. problemas con toda clase de alimentos y bebidas?

¿Qué cosas le causan dificultad?

Brain
El cerebro

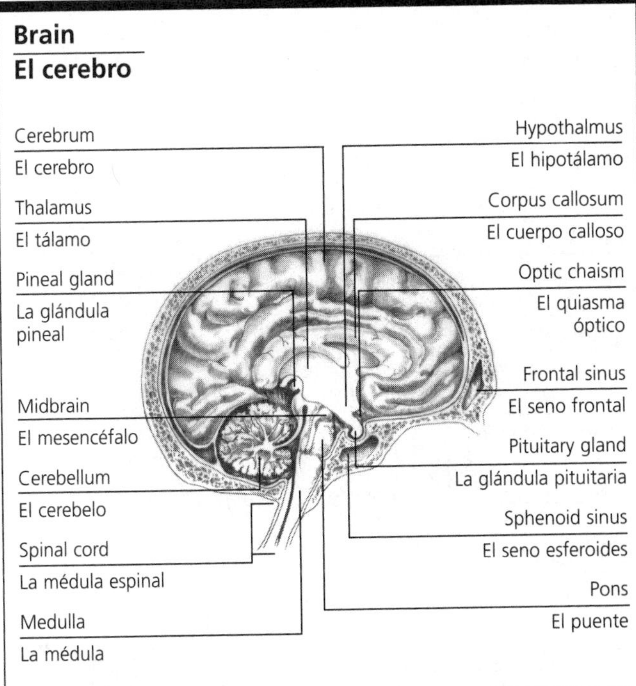

Dizziness

Do you have problems with your balance?

Do you have dizzy spells?
- How often do they occur?
- Are they associated with any activity?
- How long do they last?

When did you first notice the dizzy spells?

What relieves them?

What aggravates them?

Have they gotten worse since they first started?

Mareos

¿Tiene Ud. problemas de equilibrio?

¿Tiene Ud. accesos de mareo?
- ¿Con qué frecuencia ocurren?
- ¿Están relacionados con alguna actividad?
- ¿Cuánto tiempo duran?

¿Cuándo notó Ud. estos mareos por primera vez?

¿Qué es lo que los mitiga?

¿Qué es lo que los agrava?

¿Se han empeorado desde la primera vez que se presentaron?

Spinal cord and spinal nerves
La columna vertebral y los nervios espinales

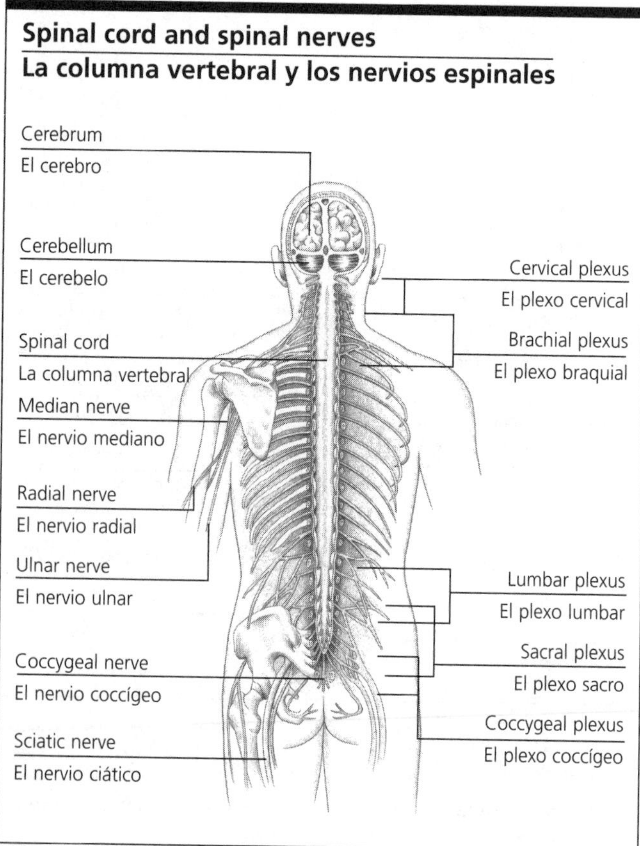

Fainting

Have you ever fainted or blacked out, even if only for a few moments?
- When did this happen?
- Has it happened more than once?
- How long did the episode last?

Did anything happen before you fainted?
- What happened?

Do you have difficulty recalling blocks of time?

Desmayos

¿Alguna vez se ha desmayado Ud. o perdido la conciencia momentáneamente?
- ¿Cuándo ocurrió esto?
- ¿Le ha ocurrido más de una vez?
- ¿Cuánto tiempo duró el incidente?

¿Le ocurrió algo antes que se desmayara?
- ¿Qué pasó?

¿Tiene Ud. dificultad en recordar periodos de tiempo?

Headaches

Do you have headaches?
- When do they occur?
- How long do they last?

How often do you get headaches?
Frequently?
Rarely?

Do the headaches seem to follow a pattern?
- What kind of pattern?

When do you usually get a headache?
- Early morning?
- During the day?
- At night?
- At certain times of the month?
- With certain types of weather?

What kind of pain accompanies the headache?
- Sharp, stabbing?
- Dull ache?
- Throbbing?
- Pressure?
- Other?

Where do you feel the pain?
- Across your forehead?
- Behind your eyes?
- Along your temples?
- In the back of your head?

Do you have any other signs or symptoms along with the headache?
- What are they?
Nausea?
Vomiting?
Stiff neck?
Blurred vision?
Other?

What measures do you use to relieve the headaches?

Dolores de cabeza

¿Tiene Ud. dolores de cabeza?
- ¿Cuándo los tiene Ud.?
- ¿Cuánto tiempo duran?

¿Con qué frecuencia le dan dolores de cabeza?
¿Con frecuencia?
¿Raramente?

¿Siguen los dolores de cabeza una norma específica?
- ¿Qué clase de norma?

¿Por lo general, a qué hora le dan los dolores de cabeza?
- ¿Temprano por la mañana?
- ¿Durante el día?
- ¿Por la noche?
- ¿En cierta parte del mes?
- ¿Con ciertos cambios del tiempo?

¿Qué tipo de dolor de cabeza tiene Ud.?
- ¿Agudo o punzante?
- ¿Sordo?
- ¿Palpitante?
- ¿De presión?
- ¿Otro?

¿Dónde siente Ud. el dolor?
- ¿A lo largo de la frente?
- ¿Detrás de los ojos?
- ¿En la región lateral de la cabeza?
- ¿En la parte de atrás de la cabeza?

¿Tiene Ud. otros síntomas junto con los dolores de cabeza?
- ¿Cuáles son?
¿Náuseas?
¿Vómito?
¿Tortícolis?
¿Visión borrosa?
¿Otro?

¿Qué hace Ud. para mitigar el dolor de cabeza?

Memory changes

Have you noticed a change in your ability to remember things?
- How would you describe this change?
  A loss of recent memory?
  A loss of past events?

Have you noticed any change in your mental alertness or ability to concentrate?
- What kind of change?

Do you have difficulty following conversations or television programs?

Do you have difficulty concentrating on activities that you once enjoyed, such as reading or watching movies?

Cambios en la memoria

¿Ha notado Ud. algún cambio en su habilidad de recordar cosas?
- ¿Cómo describiría Ud. este cambio?
  ¿Pérdida de memoria reciente?
  ¿Pérdida de memoria de eventos pasados?

¿Ha notado Ud. algún cambio en su agudeza mental o en su habilidad de concentrarse?
- ¿Qué tipo de cambio?

¿Tiene Ud. dificultad en seguir el hilo de una conversación o un programa de televisión?

¿Tiene Ud. dificultad en concentrarse en actividades que anteriormente gozaba, tal como leer o mirar programas de televisión?

Muscle coordination

How would you rate your muscle strength?

Have you recently noticed any change in strength?

How would you rate your muscle coordination?

Do you often drop things?
- How often does this occur?
- How recently have you noticed this?

Do you have difficulty walking?
- What kind of difficulty?
  Loss of balance?
  Staggering gait?
  Shuffling gait?
  Weakness?
  Loss of sensation?

Coordinación muscular

¿Cómo clasificaría Ud. su fuerza muscular?

¿Ha notado Ud. últimamente algún cambio en su fuerza?

¿Cómo clasificaría Ud. su coordinación muscular?

¿Se le caen con frecuencia objetos de la mano?
- ¿Con qué frecuencia ocurre esto?
- ¿Hace cuánto tiempo ha notado Ud. esto?

¿Tiene Ud. dificultad en caminar?
- ¿Qué tipo de dificultad?
  ¿Pérdida de equilibrio?
  ¿Camina tambaléandose?
  ¿Arrastra los pies al caminar?
  ¿Debilidad?
  ¿Pérdida de sensación?

- Do you use any assistive devices?
  What do you use?

- ¿Usa Ud. algún aparato de apoyo?
  ¿Qué usa Ud.?

Muscle spasms

Espasmos musculares

Do you have tremors or muscle spasms in your hands, arms, or legs?
- When did you first notice it?
- Has it gotten worse or improved?

¿Tiene Ud. temblores o espasmos musculares en las manos, los brazos o las piernas?
- ¿Cuándo los notó Ud. por primera vez?
- ¿Se han empeorado o mejorado?

Do you have any ____________ with the spasms?
- Numbness?
- Tingling?
- Feeling of cold?

¿Tiene Ud. ____________ junto con los espasmos?
- ¿Adormecimiento?
- ¿Hormigueo?
- ¿Sensación de frío?

What do you do to relieve it?

¿Qué hace Ud. para mitigarlo?

Numbness

Adormecimiento

Have you noticed any change in your ability to feel textures?
- What type of change?

¿Ha notado Ud. algún cambio en su habilidad de palpar texturas?
- ¿Qué tipo de cambio?

Do you have any numbness, tingling, or other unusual sensations?
- When did you first notice them?
- Where are they located?
- What, if anything, relieves them?

¿Siente Ud. adormecimiento, hormigueo u otras sensaciones raras?
- ¿Cuándo notó Ud. esto por primera vez?
- ¿Dónde las localiza Ud.?
- ¿Qué es lo que las mitiga, si es esto posible?

Visual changes

Cambios en la vista

How would you describe your eyesight?

¿Cómo describiría Ud. su vista?

Do you wear eyeglasses?
- Why do you need them?
  Near-sightedness?
  Far-sightedness?
  Other problem?

¿Usa Ud. lentes?
- ¿Por qué los necesita Ud.?
  ¿Miopía?
  ¿Hipermetropía?
  ¿Otro problema?

Do you have ______________ ?
- Blurred vision?
- Double vision?
- Visual disturbances, such as blind spots?

¿Tiene Ud. alguno de los siguientes?
- ¿Visión borrosa?
- ¿Visión doble?
- ¿Otros trastornos visuales, tal como ver puntos negros?

Medical history

Have you ever had a head injury?
- When?
- How would you describe what happened?
- Do you have any lasting effects?

¿Ha tenido Ud. alguna vez una herida en la cabeza?
- ¿Cuándo?
- ¿Cómo describiría Ud. lo que ocurrió?
- ¿Le quedan efectos perdurables?

Have you ever been treated by a neurologist or neurosurgeon?
- Why?

¿Ha estado Ud. alguna vez bajo el cuidado de un neurólogo o de un neurocirujano?
- ¿Por qué?

Have you ever had a seizure?
- When?
- Was this the first time that you had a seizure?

¿Alguna vez ha tenido Ud. un ataque epiléptico?
- ¿Cuándo?
- ¿Fue ésa la primera vez que Ud. tuvo un ataque epiléptico?

When was your first seizure?
- What happened before the seizure?
- What happened to you during the seizure?
- How long did the seizure last?
- Are you able to remember anything about the seizure?

¿Cuándo fue su primer ataque epiléptico?
- ¿Qué pasó antes del ataque epiléptico?
- ¿Qué le pasó durante el ataque epiléptico?
- ¿Cuánto tiempo duró el ataque epiléptico?
- ¿Recuerda Ud. algo que ocurrió durante el ataque epiléptico?

Have you ever had a stroke?
- When did it occur?
- What happened to you when you had the stroke?
- Was this the first time that you had a stroke?

¿Ha tenido Ud. alguna vez un ataque apopléjico?
- ¿Cuándo lo tuvo?
- ¿Qué le pasó cuando tuvo el ataque apopléjico?
- ¿Fue ésta la primera vez que Ud. tuvo un ataque apopléjico?

When was your first stroke?

What treatment did you receive for the stroke?

Do you have any lasting effects from the stroke?

¿Cuándo ocurrió su primer ataque apopléjico?

¿Qué tratamiento recibió Ud. para el ataque apopléjico?

¿Tiene Ud. aún algún efecto perdurable del ataque apopléjico?

Family history

Have any family members had a neurologic disease, such as a brain tumor, degenerative disease, or senility?

- Which relative?
- How was it treated?

¿Hay algún miembro de su familia que haya tenido una enfermedad neurológica, tal como tumor cerebral, enfermedad degenerativa o senilidad?

- ¿Qué pariente?
- ¿Qué tratamiento se le dió?

Have any of your immediate family members (mother, father, or siblings) had _______?

- High blood pressure?
- Stroke?
- Diabetes mellitus?
- Heart disease?

¿Hay algún miembro de su familia cercana (madre, padre o hermano[a]) que haya tenido alguno de los siguientes?

- ¿Alta presión sanguínea?
- ¿Ataque apopléjico?
- ¿Diabetes melitus?
- ¿Enfermedad del corazón?

Do you have a family history of __________?

- Epilepsy?
- Cerebral palsy?
- Down syndrome?

¿Tiene Ud. antecedentes familiares de alguno de los siguientes?

- ¿Epilepsia?
- ¿Parálisis cerebral?
- ¿Síndrome de Down?

Health patterns

Medications

Do you take any medications?

- Prescription?
- Over-the-counter?
- Other?

Which prescription drugs do you take routinely?

- How often do you take them?
  - Once daily?
  - Twice daily?
  - Three times daily?
  - Four times daily?
  - More often?

Which over-the-counter medications do you take routinely?

- How often do you take them?
  - Once daily?
  - Twice daily?

Medicamentos

¿Toma Ud. medicamentos?

- ¿De receta?
- ¿Sin necesidad de receta?
- ¿Otro?

¿Qué medicamentos de receta toma Ud. por rutina?

- ¿Con qué frecuencia los toma?
  - ¿Una vez al día?
  - ¿Dos veces al día?
  - ¿Tres veces al día?
  - ¿Cuatro veces al día?
  - ¿Con más frecuencia?

¿Qué medicamentos que no necesitan receta toma Ud. por rutina?

- ¿Con qué frecuencia los toma Ud.?
  - ¿Una vez al día?
  - ¿Dos veces al día?

Three times daily? / ¿Tres veces al día?
Four times daily? / ¿Cuatro veces al día?
More often? / ¿Con más frecuencia?

Which medications do you take periodically? / **¿Qué medicamentos toma Ud. periódicamente?**

Why do you take these medications? / **¿Por qué toma estos medicamentos?**

What is the dosage for each medication? / **¿Cuál es la dosis para cada uno de estos medicamentos?**

How does each medication make you feel? / **¿Cómo le hace sentirse a Ud. cada uno de estos medicamentos?**

Are you allergic to any medications? / **¿Es Ud. alérgico(a) a algunos medicamentos?**

- Which medications? / ¿A qué medicamentos?
- What happens when you have an allergic reaction? / ¿Qué le pasa cuando tiene una reacción alérgica?

Personal habits / Hábitos personales

Do you smoke or chew tobacco? / **¿Fuma Ud. o masca tabaco?**

- What do you smoke? / ¿Qué fuma Ud.?
  - Cigarettes? / ¿Cigarrillos?
  - Cigars? / ¿Cigarros (puros)?
  - Pipe? / ¿Pipa?
- How long have you smoked or chewed tobacco? / ¿Hace cuánto tiempo que Ud. fuma o masca tabaco?
- How many cigarettes, cigars, or pipes of tobacco do you smoke each day? / ¿Cuántos cigarrillos, cigarros (puros) o pipas de tabaco fuma Ud. al día?
- How much tobacco do you chew each day? / ¿Cuánto tabaco masca Ud. al día?
- Did you ever stop? / ¿Alguna vez dejó Ud. de fumar o mascar tabaco?
  - How long did it last? / ¿Cuánto tiempo duró sin fumar o mascar tabaco?
  - What method did you use to stop? / ¿Qué método usó Ud. para dejar el hábito?
  - Do you remember why you started again? / ¿Recuerda Ud. por qué comenzó a fumar o mascar tabaco otra vez?
- If you do not use tobacco now, have you smoked or chewed tobacco in the past? / Si Ud. no usa tabaco actualmente, ¿ha fumado o mascado tabaco en tiempos pasados?
  - What influenced you to stop? / ¿Qué influencia ejerció sobre Ud. para dejar el hábito?

Do you drink alcoholic beverages?
- What type?
  Beer?
  Wine?
  Hard liquor?
- How often do you drink?
- How many drinks?
  Spread over how much time?

¿Toma Ud. bebidas alcohólicas?
- ¿Qué clase de bebidas?
  ¿Cerveza?
  ¿Vino?
  ¿Aguardiente?
- ¿Con qué frecuencia bebe Ud.?
- ¿Cuántas bebidas?
  ¿Durante cuánto tiempo?

Activities / Actividades

What do you do with your leisure time?

¿Qué hace Ud. en su tiempo libre?

Do you enjoy reading or listening to music?

¿Le gusta leer o escuchar música?

Do you need to rest during the day?

¿Necesita Ud. descansar durante el día?

Does your strength fluctuate during the day?

¿Varía su fortaleza durante el curso del día?

Nutrition / Nutrición

Do you regularly eat foods from each of the five basic food groups—breads and cereals, vegetables, fruits, meats, and dairy products?

¿Come Ud. usualmente alimentos de cada uno de los cinco grupos básicos—pan y cereal, vegetales, frutas, carnes y productos lácteos?

Sexual patterns / Hábitos sexuales

Have you noticed any change in your sexuality?
- What type of change?

¿Ha notado Ud. algún cambio en su sexualidad?
- ¿Qué tipo de cambio?

Have you noticed a change in your libido?
- Has it increased or decreased?

¿Ha notado Ud. algún cambio en su libido?
- ¿Ha aumentado o disminuido?

Environment / Medio ambiente

Are you exposed to any toxins or chemicals in your home or on the job, such as:
- insecticides?
- petroleum distillates?
- lead?

¿Está Ud. expuesto a algunos tóxicos o productos químicos en su casa o en su trabajo, tal como:
- insecticidas?
- productos destilados del petróleo?
- plomo?

Psychosocial considerations

Coping skills	Habilidad de darse abasto
How would you describe an emotionally stressful situation?	**¿Cómo describiría Ud. una situación emocionalmente estresante?**
How would you handle such a situation?	**¿Cómo trataría Ud. tal situación?**

Roles	Relaciones
How has your disability affected you?	**¿Cómo le ha afectado su incapacidad?**
Has it made you feel differently about yourself?	**¿Le ha hecho sentir que ha cambiado?**
Can you do the things for yourself that you would like to do?	**¿Puede Ud. darse abasto para hacer por sí solo(a) lo que Ud. quisiera?**
How has your illness or disability affected members of your family emotionally?	**¿Cómo ha afectado emocionalmente a los miembros de su familia la enfermedad o incapacidad de Ud.?**

Responsibilities	Responsabilidades
On the job, do you perform any strenuous or repetitive activities?	**¿En su trabajo, realiza Ud. actividades que son arduas o reiterativas?**
– What type of activities?	– ¿Qué tipo de actividades?
Do you sit, stand, or walk while performing your job?	**¿Se sienta, se para o anda Ud. mientras desempeña su trabajo?**
Can you fulfill your usual family responsibilities?	**¿Puede Ud. darse abasto con las responsabilidades normales de su familia?**
– If not, who has assumed them?	– Si Ud. no puede con ellas, ¿entonces quién las ha asumido?
How has your illness or disability affected members of your family financially?	**¿Económicamente, cómo ha afectado su enfermedad o incapacidad a los miembros de su familia?**

Developmental considerations

For the pediatric patient

Was _______________ present during the pregnancy?

- Exposure to X-rays
- Maternal illness or injury
- Exposure to viruses, such as toxoplasmosis, rubella, cytomegalovirus, or herpes simplex
- Poor nutrition
- Surgery
- Alcohol or drug use
- Cigarette smoking

Do you have any family history of genetic or familial disorders, such as epilepsy, cerebral palsy, or Down syndrome?

Was the infant full-term or born prematurely?

- How premature was the infant?

Were labor and delivery difficult?

Were medications used during the delivery?

How did the infant look right after the delivery?

During the first month after birth, did the infant have any problems with sucking or swallowing or any medical problems, such as high bilirubin levels or a positive test for phenylketonuria?

Has the child received all recommended immunizations?

Para el (la) paciente de pediatría

¿Ocurrió alguna de las siguientes situaciones durante el embarazo?

- ¿Exposición a radiografías?
- ¿Enfermedades o lesiones de la madre?
- ¿Exposición a virus, tal como toxoplasmosis, rubéola, citomegalovirus o herpes simple?
- ¿Nutrición inadecuada?
- ¿Cirugía?
- ¿Consumo de alcohol o drogas?
- ¿Consumo de cigarrillos?

¿Tiene Ud. antecedentes familiares médicos de trastornos genéticos o familiares, tal como epilepsia, parálisis cerebral o síndrome de Down?

¿Nació el (la) infante(a) a término o fue prematuro?

- ¿Qué prematuro fue el nacimiento del (de la) infante(a)?

¿Fue difícil la labor de parto?

¿Se le dieron medicamentos durante el parto?

¿Qué semblante tenía el (la) infante(a) inmediatamente después del parto?

¿Al mes de haber nacido, tuvo el (la) infante(a) algunos problemas de amamantamiento o deglución o, algunos problemas médicos, tal como alto nivel de bilirrubina o un análisis positivo de fenilcetonuria?

¿Ha tenido la criatura todas las vacunas que se le han recomendado?

Has the child been exposed to measles, chickenpox, or mumps recently?

¿Ha estado la criatura expuesta recientemente al sarampión, la varicela o parotiditis?

Has the child had any illnesses or injuries?
- Which ones?
- Did the child receive any medications to treat the illness or injury?

¿Ha tenido la criatura alguna enfermedad o lesiones?
- ¿Cuáles?
- ¿Se dió a la criatura algún medicamento para tratar la enfermedad o la lesión?

Has the child reached developmental milestones, such as sitting up or walking, at the expected age?

¿Ha alcanzado la criatura hitos en el desarrollo, tal como sentarse o andar a la edad esperada?

Has the child lost any functions that were previously mastered?

¿Ha perdido la criatura algunas funciones que había dominado previamente?

Is the child in school?
- How is the child's progress in school?

¿El (la) niño(a) asiste al colegio?
- ¿Cómo va el progreso del (de la) niño(a) en el colegio?

Does the child have any favorite activities, such as roller skating, bicycling, or jumping rope?

¿Tiene actividades favoritas el (la) niño(a), tal como patinar, andar en bicicleta o saltar la soga?

Has the child had any broken bones or head injuries?
- How would you describe them?

¿El (la) niño(a se ha quebrado algún hueso o ha tenido heridas a la cabeza?
- ¿Cómo las describiría Ud.?

For the elderly patient

Para el (la) paciente anciano(a)

Are you less agile than you used to be?

¿Es Ud. menos ágil de lo que era antes?

Do you trip or fall more frequently?

¿Se tropieza o se cae Ud. con más frecuencia?

How would you describe your walking pattern?
- Has it changed?
- Have you developed tremors?

¿Cómo describiría Ud. su forma de andar?
- ¿Ha cambiado?
- ¿Tiene usted temblores?

Have you noticed any change in your memory or thinking abilities, vision, hearing, or sense of smell or taste?

¿Ha notado Ud. algún cambio en la memoria o habilidad de pensar, visión, oído o sentido del olfato o del gusto?

18

Musculoskeletal system

Current health problems

Impaired movement

When did you first notice your movement was impaired?

Do you have a problem with:

- Raising your arm?
- Turning your head?
- Kneeling?
- Bending over?
- Other?

Do you think your motion is limited by pain or something else?

- What else do you think might be causing this problem?

Does anything improve your movement?

- What?

Have you noticed any other signs or symptoms, such as fever, rash, numbness, tingling, or swelling?

Trastorno del movimiento

¿Cuándo notó Ud. por primera vez un trastorno del movimiento?

¿Tiene Ud. problemas con algunos de los siguientes movimientos?

- ¿Levantar el brazo?
- ¿Voltear la cabeza?
- ¿Arrodillarse?
- ¿Agacharse?
- ¿Otro?

¿Piensa Ud. que su movimiento es limitado por el dolor o por otro motivo?

- ¿Qué otro motivo piensa Ud. que podría ser la causa de este problema?

¿Hay algo que mejora el movimiento?

- ¿Qué?

¿Ha notado Ud. algún otro síntoma, tal como fiebre, erupción, adormecimiento, hormigueo o hinchazón?

Pain

Are you having any pain?

- Where is the pain?
- Can you point to the area where you feel pain?

Dolor

¿Tiene Ud. dolor actualmente?

- ¿Dónde le duele?
- ¿Me puede indicar donde siente Ud. el dolor?

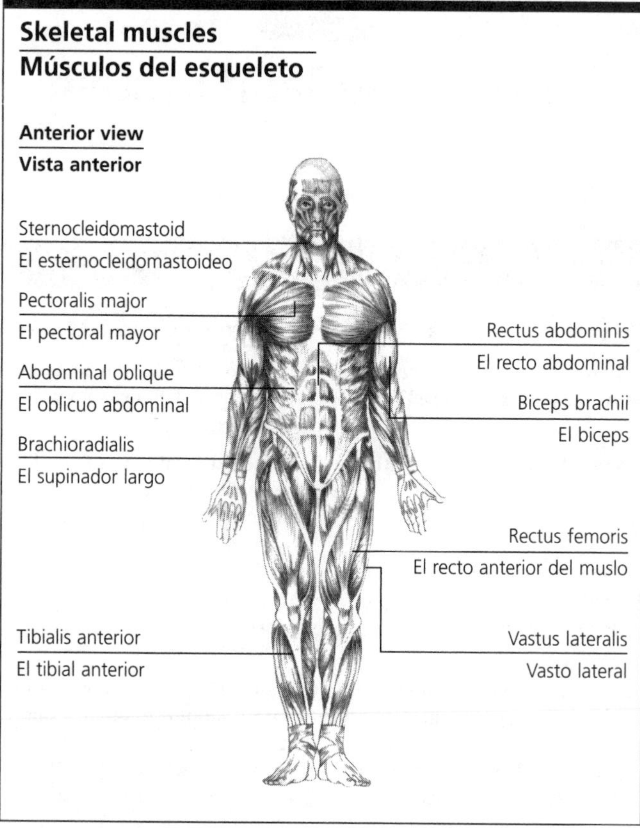

Did the pain start recently?	**¿Comenzó este dolor últimamente?**
– How long have you had the pain?	– ¿Hace cuánto tiempo que Ud. tiene este dolor?
How would you describe the pain?	**¿Cómo describiría Ud. el dolor?**
Constant?	¿Constante?
Intermittent?	¿Intermitente?
Does the pain occur at any specific time?	**¿Le viene el dolor a una hora específica?**
– When?	– ¿Cuándo?
In the early morning?	¿Temprano por la mañana?
During the day?	¿Durante el curso del día?
After activities?	¿Después de hacer actividades?
At night?	¿Por la noche?
While you are sleeping?	¿Mientras Ud. duerme?

Skeletal muscles
Músculos del esqueleto

Posterior view
Vista posterior

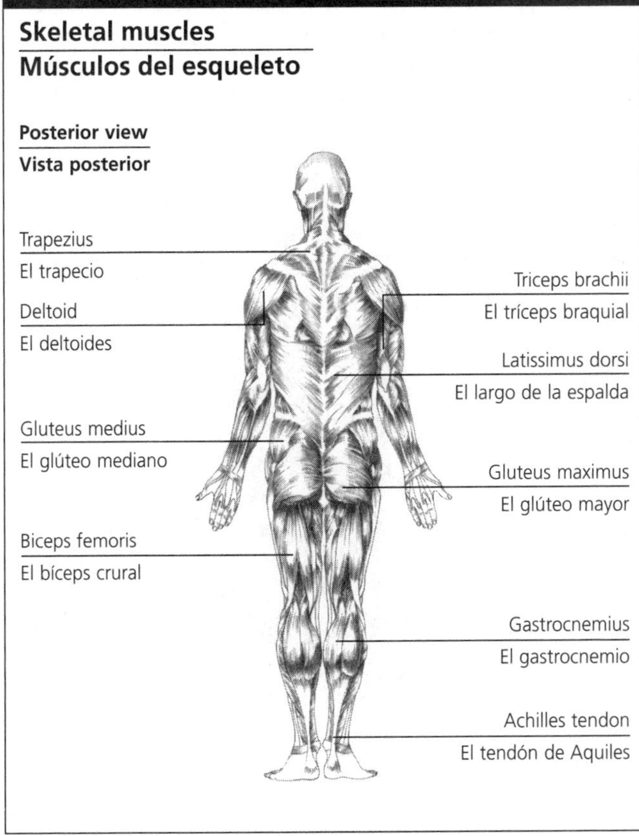

How would you describe the pain?
- Dull ache?
- Burning sensation?
- Sharp and stabbing, like a knife?
- Throbbing?
- Pressure?

¿Cómo describiría Ud. el dolor?
- ¿Dolor sordo?
- ¿Sensación ardiente?
- ¿Agudo y punzante, como un cuchillo?
- ¿Pulsante?
- ¿Presión?

When you have this pain, do you also have pain in any other location?
- Where?
- Is the pain in this area the same kind of pain?

Cuando Ud. tiene este dolor, ¿siente al mismo tiempo dolor en otro lugar?
- ¿Dónde?
- ¿Es el dolor de esta región del mismo tipo que el otro?

When did this pain begin?
- What were you doing at the time it began?

¿Cuándo comenzó este dolor?
- ¿Qué hacía Ud. en el momento que le empezó el dolor?

Bones of the human skeleton
Los huesos del esqueleto humano

Anterior view
Vista anterior

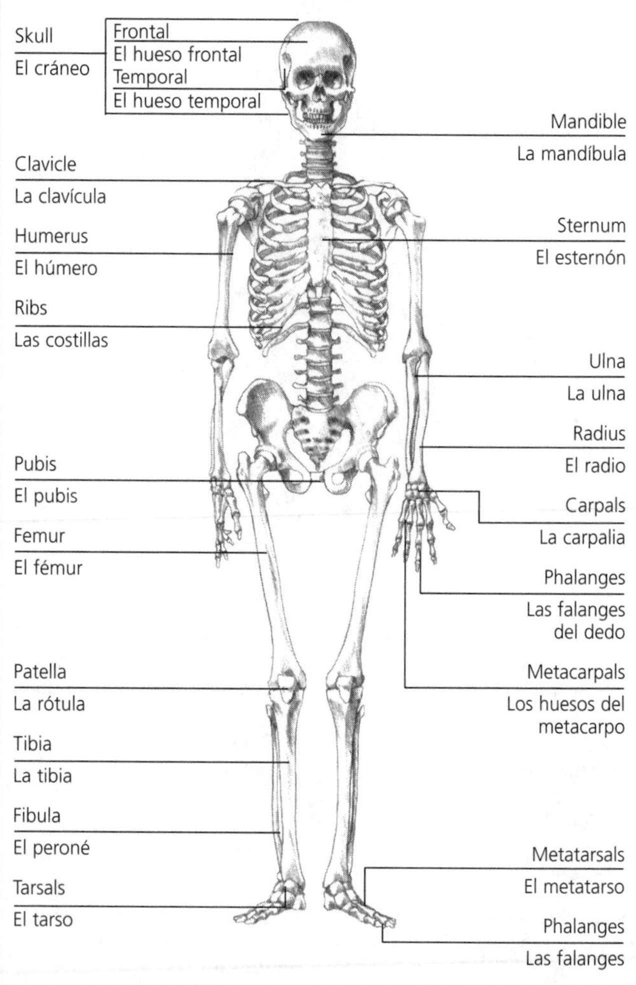

What activities seem to decrease or eliminate the pain?

¿Qué actividades parecen aminorar o eliminar el dolor?

What activities seem to increase the pain?

¿Qué actividades le aumentan el dolor?

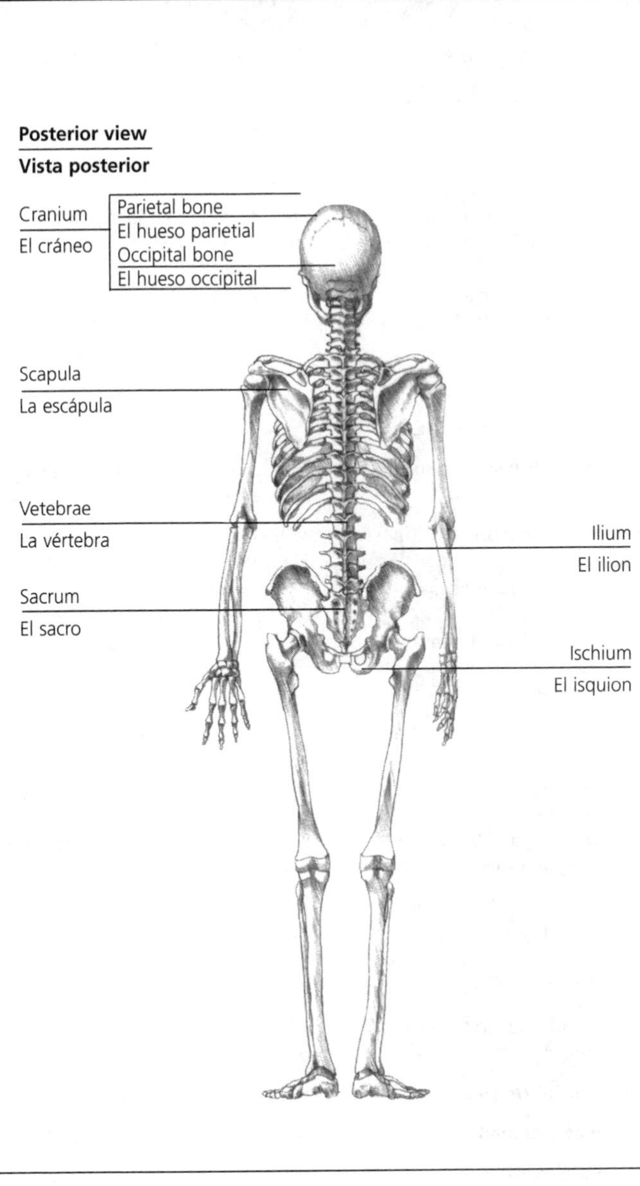

Do you have any ____________ with the pain?
- tingling
- burning
- prickling

¿Siente Ud. ____________ con el dolor?
- hormigueo
- ardor
- picazón

Stiffness

When did the stiffness begin?

How would you describe the stiffness?
- Constant?
- Intermittent?

Does the stiffness occur at any specific time?
- When?
  - Early morning?
  - During the day?
  - After activities?
  - At night?
  - While you are sleeping?

Has the stiffness increased since it began?

Do you have pain with the stiffness?
- What is the pain like?
  - Dull ache?
  - Burning sensation?
  - Sharp and stabbing, like a knife?
  - Throbbing?
  - Pressure?

Do you sometimes hear a grating sound or feel a grating sensation as if your bones were scraping together?

What methods have you tried to reduce the stiffness?

Rigidez

¿Cuándo empezó la rigidez?

¿Cómo describiría Ud. la rigidez?
- ¿Constante?
- ¿Intermitente?

¿Siente Ud. la rigidez a una hora en particular?
- ¿Cuándo?
  - ¿Por la mañana temprano?
  - ¿Durante el curso del día?
  - ¿Después de hacer actividades?
  - ¿Por la noche?
  - ¿Mientras Ud. duerme?

¿Ha aumentado la rigidez desde que empezó?

¿Tiene Ud. dolor junto con la rigidez?
- ¿Cómo es el dolor?
  - ¿Dolor sordo?
  - ¿Sensación ardiente?
  - ¿Agudo y punzante, como un cuchillo?
  - ¿Pulsante?
  - ¿Presión?

¿Hay veces que Ud. oye o siente un chirrido como si los huesos se estuvieran raspando los unos contra los otros?

¿Qué métodos ha probado Ud. para aminorar la rigidez?

Swelling

When did you first notice swelling?

Did you injure this area?

Is the area tender?

Does the overlying skin ever look red or feel hot?

What have you tried to reduce the swelling?
- Have you tried applying heat?

Hinchazón

¿Cuándo notó Ud. la hinchazón por primera vez?

¿Se lastimó Ud. esta región?

¿Está adolorida esta región?

¿Parece a veces que la epidermis está enrojecida y caliente?

¿Qué método ha probado Ud. para reducir la hinchazón?
- ¿Ha tratado Ud. de aplicarle calor?

- Have you tried applying ice?

- ¿Ha tratado Ud. de aplicarle hielo?

Weakness

Debilidad

How would you describe the weakness?

¿Cómo describiría Ud. la debilidad?

When did you first notice the weakness?

¿Cuándo notó Ud. la debilidad por primera vez?

Did the weakness begin in the same muscles where you now notice it?

¿Comenzó la debilidad en los mismos músculos donde la tiene ahora?

Medical history

Have you ever injured your:

- bone?
- muscle?
- ligament?
- cartilage?
- joint?
- tendon?
  What was the injury?
  How did it occur?
  When did it occur?
  How was it treated?
  Have you had any lasting effects?

¿Se ha Ud. lastimado alguna vez alguno de los siguientes?

- ¿Hueso?
- ¿Músculo?
- ¿Ligamento?
- ¿Cartílago?
- ¿Articulación?
- ¿Tendón?
  ¿Cómo fue la herida?
  ¿Cómo ocurrió la herida?
  ¿Cuándo ocurrió la herida?
  ¿Qué tratamiento se le dió?
  ¿Ha tenido Ud. algunos efectos perdurables?

Have you had surgery or other treatment involving bone, muscle, joint, ligament, tendon, or cartilage?

- What was the outcome?

¿Ha tenido Ud. cirugía u otro tratamiento del hueso, músculo, ligamento, tendón, cartílago o de la articulación?

- ¿Cuál fue el resultado?

Have you had X-rays of your bones?

- What was X-rayed?
- When was it X-rayed?
- What were the results?

¿Se le han tomado radiografías de los huesos?

- ¿De qué se tomaron las radiografías?
- ¿Cuándo se tomaron las radiografías?
- ¿Cuáles fueron los resultados?

Have you had blood or urine tests because of a muscle or bone problem?

- When?
- What were the results of these tests?

¿Se le han hecho análisis de sangre o de orina a causa de un problema muscular u óseo?

- ¿Cuándo?
- ¿Cuáles fueron los resultados de estos análisis?

Have you had joint fluid removed or a biopsy performed?
- When?
- What were the results?

¿Se le ha extraído líquido de las articulaciones (coyunturas) o se le ha hecho una biopsia?
- ¿Cuándo?
- ¿Cuáles fueron los resultados?

What immunizations have you had?
- When did you have them?

¿Qué vacunas se ha dado?
- ¿Cuándo se las dió?

Family history

Has anyone in your family had:
- Osteoporosis?
- Gout?
- Arthritis?
- Tuberculosis?
  - When?
  - How was it treated?

¿Hay algún miembro de su familia que haya tenido alguna de las siguientes?
- ¿Osteoporosis?
- ¿Gota?
- ¿Artritis?
- ¿Tuberculosis?
  - ¿Cuándo?
  - ¿Qué tratamiento se le dió?

Health patterns

Medications

Do you take any medications?
- Prescription?
- Over-the-counter?
- Other?

Which prescription medications do you take routinely?
- How often do you take them?
  - Once daily?
  - Twice daily?
  - Three times daily?
  - Four times daily?
  - More often?

Which over-the-counter medications do you take routinely?
- How often do you take them?
  - Once daily?
  - Twice daily?
  - Three times daily?
  - Four times daily?
  - More often?

Medicamentos

¿Toma Ud. algunos medicamentos?
- ¿De receta?
- ¿Sin necesidad de receta?
- ¿Otro?

¿Qué medicamentos de receta toma Ud. por rutina?
- ¿Con qué frecuencia los toma?
  - ¿Una vez al día?
  - ¿Dos veces al día?
  - ¿Tres veces al día?
  - ¿Cuatro veces al día?
  - ¿Con más frecuencia?

¿Qué medicamentos que no necesitan receta toma Ud. por rutina?
- ¿Con qué frecuencia los toma Ud.?
  - ¿Una vez al día?
  - ¿Dos veces al día?
  - ¿Tres veces al día?
  - ¿Cuatro veces al día?
  - ¿Con más frecuencia?

Which medications do you take periodically?
¿Qué medicamentos toma Ud. periódicamente?

Why do you take these medications?
¿Por qué toma Ud. estos medicamentos?

What is the dosage for each medication?
¿Cuál es la dosis que Ud. toma de cada uno de estos medicamentos?

How does each drug make you feel?
¿Cómo le hace sentirse cada uno de estos medicamentos?

Are you allergic to any medications?
- Which medications?
- What happens when you have an allergic reaction?

¿Es Ud. alérgico(a) a algunos medicamentos?
- ¿Qué medicamentos?
- ¿Qué le pasa cuando tiene una reacción alérgica?

Personal habits
Hábitos personales

Do you smoke or chew tobacco?
- What do you smoke?
  Cigarettes?
  Cigars?
  Pipe?
- How long have you smoked or chewed tobacco?
- How many cigarettes, cigars, or pipes of tobacco do you smoke each day?
- How much tobacco do you chew each day?
- Did you ever stop?
  How long did it last?
  What method did you use to stop?
  Do you remember why you started again?
- If you do not use tobacco now, have you smoked or chewed tobacco in the past?
  What influenced you to stop?

¿Fuma Ud. o masca tabaco?
- ¿Qué fuma Ud.?
  ¿Cigarrillos?
  ¿Cigarros (puros)?
  ¿Pipa?
- ¿Hace cuánto tiempo que Ud. fuma o masca tabaco?
- ¿Cuántos cigarrillos, cigarros (puros) o pipas de tabaco fuma Ud. al día?
- ¿Cuánto tabaco masca Ud. al día?
- ¿Dejó Ud. de fumar o mascar tabaco alguna vez?
  ¿Cuánto tiempo duró sin mascar o fumar tabaco?
  ¿Qué método usó Ud. para dejar el hábito?
  ¿Recuerda Ud. por qué comenzó a usar tabaco otra vez?
- Si Ud. no usa tabaco actualmente, ¿ha fumado o mascado tabaco en tiempos pasados?
  ¿Qué influencia ejerció sobre Ud. para dejar el hábito?

Do you drink alcoholic beverages?
- What type?
  Beer?
  Wine?
  Hard liquor?

¿Toma Ud. bebidas alcohólicas?
- ¿Qué tipo?
  ¿Cerveza?
  ¿Vino?
  ¿Aguardiente?

- How often do you drink?
- How many drinks?
  Spread over how much time?

- ¿Con qué frecuencia bebe Ud.?
- ¿Cuántas bebidas toma Ud.?
  ¿Durante cuánto tiempo?

Are you having any problems with urinating or defecating?
- What type of problem?

¿Tiene Ud. algún problema para orinar o defecar?
- ¿Qué tipo de problema?

Do you have problems with personal hygiene because of limited mobility?
- What kind of problems?
- How do you accomplish your hygiene routine?

¿Tiene Ud. problemas de higiene personal a causa de una movilidad limitada?
- ¿Qué clase de problemas?
- ¿Cómo realiza Ud. la rutina de su higiene personal?

Are you having any problems writing?

¿Tiene Ud. actualmente problemas de escritura?

Sleep patterns

Hábitos de dormir

Does your current problem prevent you from falling asleep?

¿El problema que Ud. tiene actualmente le impide dormirse?

Does the problem wake you during the night?
- How often does this occur?

¿Se despierta por la noche debido a su problema?
- ¿Con qué frecuencia ocurre esto?

Activities

Actividades

Do you follow an exercise schedule?
- What type of exercise do you do?
- How often do you exercise?

¿Sigue Ud. un horario para hacer ejercicio?
- ¿Qué tipo de ejercicio hace Ud.?
- ¿Con qué frecuencia hace Ud. ejercicio?

How has your current problem affected your usual exercise routine?

El problema que Ud. tiene actualmente, ¿cómo ha afectado su rutina de ejercicio usual?

Have any of your usual activities, such as dressing, grooming, climbing stairs, or rising from a chair, become difficult or impossible?

¿Se han vuelto difíciles o imposibles algunas de sus actividades usuales, tal como vestirse, peinarse, subir escaleras o levantarse de una silla?

Are you now using or do you think using a cane, walker, or brace would help you?

¿Usa Ud. actualmente o piensa Ud. que le ayudaría usar un bastón, un trípode o una abrazadera?

Nutrition

How much coffee, tea, or other caffeine-containing beverages do you drink each day?

¿Cuánto café, té u otras bebidas que contienen cafeína toma Ud. al día?

What is your typical diet over 24 hours?

¿Cuál es su dieta típica en el curso de 24 horas?

Do you supplement your diet with vitamins, calcium, protein, or other products?
- Which ones?
- In what amounts?

¿Complementa Ud. su dieta con vitaminas, calcio, proteínas u otros productos?
- ¿Cuáles?
- ¿En qué cantidades?

What is your current weight?
- Is this your normal weight?
- Have you recently gained or lost any weight?
  How much?

¿Cuál es su peso actual?
- ¿Es éste su peso normal?
- ¿Ha aumentado o bajado de peso Ud. últimamente?
  ¿Cuánto?

Does your current problem affect your ability to cook and eat?

Su problema actual, ¿afecta su capacidad de cocinar y comer?

Do you have difficulty opening cans or cutting meat?

¿Tiene Ud. dificultad en abrir latas o cortar carne?

Sexual patterns

What effect does this problem have on your sexual relations?

Hábitos sexuales

¿Qué efecto tiene este problema en sus relaciones sexuales?

Environment

Do weather changes seem to affect the problem in any way?
- How?

Medio ambiente

Los cambios climáticos, ¿afectan su problema de alguna manera?
- ¿Cómo?

Does the problem increase in cold or damp weather?

¿El problema empeora cuando el clima es frío o húmedo?

Psychosocial considerations

Coping skills

Do you feel any stress because of your current problem?

Habilidad de darse abasto

¿Se siente Ud. estresado por su problema actual?

Roles

How do you feel about yourself?

Relaciones

¿Cómo se siente Ud. con usted mismo(a)?

Has this problem adversely affected your hobbies, leisure pursuits, and social life?

¿Ha tenido un efecto adverso este problema en sus pasatiempos favoritos, horas de ocio y vida social?

- How?

- ¿Cómo?

What adjustments have you made?

¿Qué ajustes ha tenido Ud. que hacer?

Responsibilities

Responsabilidades

What is your occupation?

¿Cuál es su profesión o trabajo?

Has your problem interfered with your ability to work?

¿Ha interferido su problema con su capacidad de trabajar?

Developmental considerations

For the pediatric patient

Para el (la) paciente de pediatría

Was labor and delivery difficult?

¿Fue difícil la labor de parto?

At what age did the child first:

- Hold up his or her head?
- Sit?
- Crawl?
- Walk?

¿A qué edad realizó la criatura los siguientes movimientos?

- ¿Sostener la cabeza levantada?
- ¿Sentarse?
- ¿Gatear?
- ¿Andar?

Have you noticed any lack of coordination?

¿Ha notado Ud. alguna falta de coordinación?

Can the child move about normally?

¿Puede la criatura moverse de acá para allá normalmente?

Would you describe the child's strength as normal for his or her age?

¿Diría Ud. que la fuerza de la criatura es normal para su edad?

Has the child ever broken a bone?

- Which one?
- When?
- Did any complications occur during the healing?

¿La criatura se ha quebrado alguna vez un hueso?

- ¿Cuál de ellos?
- ¿Cuándo?
- ¿Se le desarrollaron complicaciones mientras sanaba?

For the adolescent patient

Para la paciente adolescente

At what age did you begin menstruating?

¿A qué edad te comenzó la menstruación?

For the pregnant patient

Para la paciente embarazada

Are you having back pains or spasms?
- How often do they occur?
- What measures relieve them?

¿Tiene Ud. dolores de espalda o espasmos?
- ¿Con qué frecuencia los tiene Ud.?
- ¿Qué medidas toma Ud. para mitigarlos?

Do you have:
- Weakness?
- Pain?
- Tingling in one or both hands?

How often does it occur?

¿Tiene Ud. algunos de los siguientes?
- ¿Debilidad?
- ¿Dolor?
- ¿Hormigueo en una o las dos manos?

¿Con qué frecuencia ocurre esto?

For the elderly patient

Para el (la) paciente anciano(a)

Have you broken any bones recently?
- Which bone?
- How did you break it?

¿Se ha quebrado Ud. algunos huesos recientemente?
- ¿Qué hueso?
- ¿Cómo se lo quebró?

Have you noticed any change in agility, speed of movement, or endurance?
- What kind of change?

¿Ha notado Ud. algún cambio en su agilidad, en la rapidez de movimiento o de resistencia?
- ¿Qué clase de cambio?

Do you exercise regularly?
- If not, why not?
- What type of exercise do you do?

¿Hace Ud. ejercicio con regularidad?
- ¿Si no lo hace Ud., por qué no lo hace?
- ¿Qué tipo de ejercicio hace Ud.?

Have you undergone menopause?
- How old were you when it occurred?
- Are you taking estrogen?

¿Ha tenido Ud. la menopausia?
- ¿Qué edad tenía Ud. cuando tuvo la menopausia?
- ¿Toma Ud. estrógenos actualmente?

19

Immune system

Current health problems

Bleeding

Have you noticed any unusual bleeding?
- When did it start?
- How long have you had this?

Where is the bleeding?
- Nose?
- Mouth?
- Gums?
- Cuts or lacerations?
- Other?

Have you noticed bruises that you don't remember getting?

Have you ever bled for a long time from a cut?

- When did this happen?
- How did you stop the bleeding?

Have you vomited recently?

- What color was it?
  Bright red?
  Brown?
  Black?
  Other?

Have you noticed any blood in your stools?
- What color were they?
  Bright red?
  Blood streaked?
  Dark colored?
  Other?

Sangrado

¿Ha notado Ud. algún sangrado anormal?
- ¿Cuándo le comenzó?
- ¿Hace cuánto tiempo que lo tiene?

¿Dónde se encuentra?
- ¿En la nariz?
- ¿En la boca?
- ¿En las encías?
- ¿En cortaduras o laceraciones?
- ¿Otro?

¿Tiene Ud. contusiones que no recuerda haber recibido?

¿Ha sangrado Ud. por mucho tiempo a causa de una cortadura?
- ¿Cuándo ocurrió esto?
- ¿Cómo paró Ud. el flujo de sangre?

¿Ha vomitado Ud. últimamente?
- ¿De qué color fue?
  ¿Rojo brillante?
  ¿Pardo?
  ¿Negro?
  ¿Otro?

¿Ha notado Ud. sangre en sus heces?
- ¿De qué color fue?
  ¿Rojo brillante?
  ¿Con vetas de sangre?
  ¿De color obscuro?
  ¿Otro?

Have you had any black, tarry stools?
- If so, do you experience any discomfort when defecating?

¿Ha defecado Ud. heces de color negro o alquitranado?
- Si así fue, ¿sintió Ud. alguna molestia al defecar?

Have you noticed any change in the color of your urine?
- What color was it?
  Pink?
  Bright red?
  Other?
- Was the urine cloudy or clear?

¿Ha notado Ud. algún cambio en el color de la orina?
- ¿De qué color fue?
  ¿Color rosado?
  ¿Rojo brillante?
  ¿Otro?
- ¿Era la orina turbia o clara?

Fatigue

Fatiga

Do you ever feel tired?
- When?

¿Se siente Ud. cansado(a) alguna vez?
- ¿Cuándo?

Are you tired all the time or only after exertion?

¿Está Ud. cansado(a) todo el tiempo o sólo después de hacer ejercicio?

Do you need frequent naps?
- How often do you nap?
- For how long?

¿Duerme Ud. la siesta con frecuencia?
- ¿Con qué frecuencia duerme Ud. la siesta?
- ¿Por cuánto tiempo?

Do you sleep an unusually long time at night?

¿Duerme Ud. un tiempo inusualmente largo por la noche?

Fever

Fiebre

Have you had a fever recently?
- How high was it?

¿Ha tenido Ud. fiebre últimamente?
- ¿A cuánto le subió la fiebre?

How would you describe the fever?
- Constant?
- Intermittent?

¿Cómo describiría Ud. la fiebre?
- ¿Constante?
- ¿Intermitente?

Did it follow any particular pattern?
- What type of pattern?
  Recurs every few days?
  Rises and falls within a day?
  Other?

¿Siguió una norma en particular?
- ¿Qué tipo de norma?
  ¿Le volvió a los pocos días?
  ¿Sube y baja dentro del mismo día?
  ¿Otro?

Joint pain

Do you ever have joint pain?

- Which joints are affected?
- How often does it occur?
- How long does it last?
- What aggravates the pain?
- What relieves the pain?

Do swelling, redness, or warmth accompany the pain?

Do your bones ache?

Dolor de articulaciones

¿Tiene Ud. alguna vez dolor de articulaciones?

- ¿Cuáles son las articulaciones (coyunturas) afectadas?
- ¿Con qué frecuencia ocurre esto?
- ¿Cuánto tiempo dura?
- ¿Qué es lo que agrava el dolor?
- ¿Qué es lo que mitiga el dolor?

¿Va el dolor acompañado de hinchazón, enrojecimiento o calor?

¿Le duelen los huesos?

Sensory changes

Have you developed any vision problems recently?

- What kind of changes?
  - Double vision?
  - Increased sensitivity to light?
  - Other?
- When did you first notice them?
- How long have you had them?

Has your hearing changed recently?

- How?
- When did you first notice the change?
- How long have you experienced the change?

Cambios sensoriales

¿Ha tenido Ud. problemas de visión últimamente?

- ¿Qué clase de cambios?
  - ¿Visión doble?
  - ¿Aumento de sensibilidad a la luz?
  - ¿Otro?
- ¿Cuándo los notó Ud. por primera vez?
- ¿Hace cuánto tiempo que los tiene?

¿Ha cambiado su audición últimamente?

- ¿Cómo?
- ¿Cuándo notó Ud. el cambio por primera vez?
- ¿Por cuánto tiempo ha sentido el cambio?

Skin changes

Have you noticed any changes in your skin?

- What kind of changes?
  - Texture?
  - Color?
  - Other changes?

Have you noticed any sores that heal slowly?

- Where are the sores?
- When did they develop?

Cambios de la piel

¿Ha notado Ud. algunos de los siguientes cambios en su piel?

- Qué tipo de cambios?
  - ¿Textura?
  - ¿Color?
  - ¿Otro?

¿Ha notado Ud. algunas llagas que sanan lentamente?

- ¿Dónde tiene Ud. las llagas?
- ¿Cuándo se le desarrollaron?

- What measures have you used to help them heal?

- ¿Qué medidas ha tomado Ud. para aliviarlas?

Have you noticed any rashes or skin discoloration?
- Where?
- How long have you had it?

¿Ha notado Ud. alguna erupción o decoloración de la piel?
- ¿Dónde?
- ¿Hace cuánto tiempo que la tiene?

Swelling

Hinchazón

Have you noticed any swelling in your:
- Neck?
- Armpits?
- Groin?

¿Ha notado Ud. algo de hinchazón en alguna de las siguientes áreas?
- ¿El cuello?
- ¿Las axilas?
- ¿La ingle?

Are the swollen areas sore, hard, or red?

¿Están las áreas hinchadas, adoloridas, duras o enrojecidas?

Do they appear on one or both sides?

¿Las tiene en un lado o en los dos?

How long have you had the swelling?
- When did you first notice the swelling?

¿Hace cuánto tiempo que Ud. tiene la hinchazón?
- ¿Cuándo notó Ud. la hinchazón por primera vez?

Weakness

Debilidad

Do you ever feel weak?
- When?

¿Se siente Ud. débil a veces?
- ¿Cuándo?

Are you weak all the time or only at certain times?

¿Está Ud. débil todo el tiempo o sólo en ciertas ocasiones?

Does weakness ever interfere with your ability to perform your usual daily tasks, such as cooking or driving a car?

¿Interfiere la debilidad con su habilidad de hacer sus quehaceres cotidianos, tal como cocinar o conducir el automóvil?

Medical history

Have you had any difficulty walking, or do you experience a pins-and-needles sensation?
- When did it start?
- How long have you had this?

¿Ha tenido Ud. dificultad en andar o ha sentido un hormigueo?
- ¿Cuándo empezó esto?
- ¿Hace cuánto tiempo que ha tenido esto?

Have you recently developed wheezing, runny nose, or difficulty breathing?
- When did it start?

¿Ha tenido últimamente una respiración jadeante, goteo de la nariz o dificultad en respirar?
- ¿Cuándo empezó?

Do you ever have heart palpitations?
- When?
- What aggravates them?
- What relieves them?

¿Siente Ud. alguna vez palpitaciones en el corazón?
- ¿Cuándo?
- ¿Qué es lo que las agrava?
- ¿Qué es lo que las mitiga?

Are you bothered by a persistent or recurrent cough or cold?
- Do you cough up sputum?
  How much?
  What color is the sputum?

¿Le molesta un catarro o una tos persistente o recurrente?
- ¿Escupe Ud. esputo al toser?
  ¿Cuánto?
  ¿De qué color es el esputo?

Do you feel chest pain when you cough, breathe deeply, or laugh?

¿Siente Ud. dolor de pecho cuando tose, respira profundamente o se ríe?

Has your appetite changed recently?

¿Ha cambiado su apetito últimamente?

Do you experience nausea, flatulence, or diarrhea?

¿Tiene Ud. náuseas, flatulencia o diarrea?

Did you have sore throats frequently in the past?

¿Tuvo Ud. frecuentes dolores de garganta en el pasado?

Do you recall being seriously ill as a child or having a long illness requiring frequent visits to a doctor?

¿Recuerda Ud. si de niño(a) estuvo enfermo(a) de gravedad o haber tenido una enfermedad prolongada que requería frecuentes visitas al médico?

Do you have any allergies?
- What causes them?
- Which symptoms are most bothersome?

¿Tiene Ud. alergias?
- ¿Qué es lo que las provoca?
- ¿Qué síntomas le molestan más?

Have you ever had asthma?

¿Ha tenido Ud. asma alguna vez?

Do you have an autoimmune disease, such as acquired immunodeficiency syndrome (AIDS)?
- Have you tested positive for human immunodeficiency virus?

¿Sufre Ud. de alguna enfermedad autoinmune, tal como Síndrome de inmunodeficiencia adquirida (SIDA)?
- ¿Es Ud. seropositivo del Virus de inmunodeficiencia humano?

Have you had any other disorders or health problems?
- What?

¿Ha tenido Ud. otros trastornos o problemas de salud?
- ¿Cuáles?

Have you ever had surgery?
- What kind?
- When?
- What follow-up care did you receive?

¿Ha tenido Ud. cirugía alguna vez?
- ¿Qué tipo?
- ¿Cuándo?
- ¿Qué tratamiento complementario se le dió?

Have you had an organ transplant?
- When?
- What kind of transplant?
- What follow-up care did you receive?

¿Se le ha transplantado algún órgano?
- ¿Cuándo?
- ¿Qué tipo de transplante?
- ¿Qué tratamiento complementario se le dió?

Have you ever had a blood transfusion?
- When?
- Why?
- How many units did you receive?

¿Ha tenido Ud. alguna vez una transfusión de sangre?
- ¿Cuándo?
- ¿Por qué?
- ¿Cuántas unidades recibió?

Have you ever been rejected as a blood donor?
- Why?

¿Lo han rechazado alguna vez como donante de sangre?
- ¿Por qué?

Have you ever been in military service?
When?
Where did you serve?

¿Ha servido Ud. alguna vez en el ejército militar?
- ¿Cuándo?
- ¿Dónde hizo Ud. el servicio militar?

Family history

How would you describe the health of your blood relatives?

¿Cómo describiría Ud. la salud de sus parientes consanguíneos(as)?

How old are your living relatives?

¿Qué edad tienen sus parientes que aún viven?

How old were those who died?

¿A qué edad murieron los otros?

What caused their deaths?

¿Qué fue lo que causó su muerte?

Do or did any of them have immune, blood, or other problems?

¿Tienen o tuvieron algunos de ellos problemas inmunológicos, de la sangre u otros?

Health patterns

Medications

Do you take any medication?
- Prescription?
- Over-the-counter?
- Other?

Which prescription medications do you take routinely?
- How often do you take them?

  Once daily?
  Twice daily?
  Three times daily?
  Four times daily?
  More often?

Which over-the-counter drugs do you take routinely?
- How often do you take them?

  Once daily?
  Twice daily?
  Three times daily?
  Four times daily?
  More often?

Which medications do you take periodically?

Why do you take these medications?

What is the dosage for each drug?

How does each medication make you feel?

Are you allergic to any medications?
- Which medications?
- What happens when you have an allergic reaction?

Have you ever used intravenous (I.V.) drugs?
- Which ones?
- Under what conditions?

Medicamentos

¿Toma Ud. algún medicamento?
- ¿De receta?
- ¿Sin necesidad de receta?
- ¿Otro?

¿Qué medicamentos de receta toma Ud. por rutina?
- ¿Con qué frecuencia los toma Ud.?

  ¿Una vez al día?
  ¿Dos veces al día?
  ¿Tres veces al día?
  ¿Cuatro veces al día?
  ¿Con más frecuencia?

¿Qué medicamentos que no necesitan receta toma Ud. por rutina?
- ¿Con qué frecuencia los toma Ud.?

  ¿Una vez al día?
  ¿Dos veces al día?
  ¿Tres veces al día?
  ¿Cuatro veces al día?
  ¿Con más frecuencia?

¿Qué medicamentos toma Ud. periódicamente?

¿Por qué toma Ud. estos medicamentos?

¿Qué dosis toma Ud. de cada uno?

¿Cómo le hace sentirse cada uno de estos medicamentos?

¿Es Ud. alérgico(a) a algunos medicamentos?
- ¿Qué medicamentos?
- ¿Qué le pasa cuando tiene una reacción alérgica?

¿Ha usado Ud. drogas intravenosas?
- ¿Cuáles?
- ¿En qué condiciones?

Personal habits

Do you smoke or chew tobacco?
- What do you smoke?
  - Cigarettes?
  - Cigars?
  - Pipe?
- How long have you smoked or chewed tobacco?
- How many cigarettes, cigars, or pipes of tobacco do you smoke each day?
- How much tobacco do you chew each day?
- Did you ever stop?
  - How long did it last?
  - What method did you use to stop?
  - Do you remember why you started again?
- If you do not use tobacco now, have you smoked or chewed tobacco in the past?
  - What influenced you to stop?

Do you drink alcoholic beverages?
- What type?
  - Beer?
  - Wine?
  - Hard liquor?
- How often do you drink?
- How many drinks?
  - Spread over how much time?

How often do you see a doctor for a checkup?

Hábitos personales

¿Fuma Ud. o masca tabaco?
- ¿Qué fuma Ud.?
  - ¿Cigarrillos?
  - ¿Cigarros (puros)?
  - ¿Pipa?
- ¿Hace cuánto tiempo que Ud. fuma o masca tabaco?
- ¿Cuántos cigarrillos, cigarros (puros) o pipas de tabaco fuma Ud. al día?
- ¿Cuánto tabaco masca Ud. al día?
- ¿Dejó Ud. de usar tabaco alguna vez?
  - ¿Cuánto tiempo duró sin usarlo?
  - ¿Qué método usó Ud. para dejar el hábito?
  - ¿Recuerda Ud. por qué volvió a fumar o mascar tabaco otra vez?
- ¿Si Ud. no usa tabaco actualmente, ha fumado o mascado tabaco en tiempos pasados?
  - ¿Qué influencia ejerció sobre Ud. para dejar el hábito?

¿Toma Ud. bebidas alcohólicas?
- ¿Qué tipo de bebidas?
  - ¿Cerveza?
  - ¿Vino?
  - ¿Aguardiente?
- ¿Con qué frecuencia bebe Ud.?
- ¿Cuántas bebidas?
  - ¿Durante cuánto tiempo?

¿Con qué frecuencia consulta Ud. con un médico para que le haga un reconocimiento?

Nutrition

What is your typical daily diet?

What types and amounts of food do you eat at each meal?

Nutrición

¿Cuál es su dieta típica diaria?

¿Qué clase y qué cantidad de alimentos ingiere Ud. en cada comida?

What do you eat between meals?

¿Qué come Ud. entre las comidas?

Sexual patterns

Hábitos sexuales

Are you sexually active?

¿Tiene Ud. relaciones sexuales actualmente?

- Do you have more than one partner?

- ¿Tiene Ud. más de un(a) compañero(a)?

Have you noticed any change in your usual pattern of sexual functioning?

¿Ha notado Ud. algún cambio en su desempeño sexual?

- Can you describe this change?

- ¿Puede Ud. describir este cambio?

Is your sexual preference heterosexual, homosexual, or bisexual?

¿Es su preferencia sexual heterosexual, homosexual o bisexual?

Have you ever engaged in anal intercourse?

¿Tiene Ud. o ha tenido relaciones sexuales por el ano?

Environment

Medio ambiente

In what kind of environment do you work?

¿En qué clase de ambiente trabaja Ud.?

Are you exposed to any hazardous agents in your work?

- What are they?

¿Está Ud. expuesto(a) a agentes peligrosos?

- ¿Cuáles son?

Psychosocial considerations

Coping skills

Habilidad de darse abasto

How would you rate your stress level?

¿Cómo clasificaría Ud. su nivel de estrés?

Have you suffered recently from emotional instability, irritability, or depression?

¿Ha sufrido Ud. últimamente de inestabilidad emocional, irritabilidad o depresión?

In the past two years, have you experienced death of a loved one, a job change, divorce, marriage, or other major change?

¿En los últimos dos años ha sufrido la pérdida de alguna persona querida, un cambio de trabajo, divorcio, casamiento u otro cambio de importancia?

How supportive are your family members and friends?

¿Cuánto sostén dan a Ud. los miembros de su familia y sus amistades?

- How do they perceive and cope with your illness?

- ¿Cómo perciben y cómo se las arreglan con su enfermedad?

Responsibilities

What is your occupation?

Has your problem interfered with your ability to work?
- How?

Responsabilidades

¿Cuál es su profesión o trabajo?

¿Ha interferido su problema con su capacidad de trabajar?
- ¿Cómo?

Developmental considerations

For the pediatric patient

Is the infant breast-fed or bottle-fed?

What type of formula do you use?

Does the child ever seem pale or lethargic?

Does the child sleep too much?

Has the child gained weight at a normal rate?

Did the mother have any obstetric bleeding complications?

Were the parents' blood types Rh compatible?

Does the child have frequent or continuous severe infections?
- What kinds of infections?
- How long do they last?
- How are the infections treated?

Does the child have any allergies?
- To what?

Does anyone else in the family have allergies?
- To what?

Which immunizations has the child received?

Para el (la) paciente de pediatría

¿El bebé es amamantado o se lo (la) alimenta con la mamila?

¿Qué clase de fórmula usa Ud.?

¿Hay veces que la criatura se ve pálida o somnolienta?

¿Duerme la criatura demasiado?

¿Ha aumentado de peso la criatura en una proporción normal?

¿Tuvo la madre algunas complicaciones de sangrado obstétrico?

¿Era la sangre de los padres de tipo Rh compatible?

¿Tiene la criatura infecciones graves con frecuencia o continuamente?
- ¿Qué clase de infecciones?
- ¿Cuánto tiempo le duran?
- ¿Qué tratamiento se da a las infecciones?

¿Tiene la criatura alguna alergia?
- ¿A qué?

¿Hay otro miembro de la familia que tenga alergias?
- ¿A qué?

¿Qué vacunas se han dado a la criatura?

For the elderly patient

Para el (la) paciente anciano(a)

Do you take walks?
- How far do you walk?
- How often?

¿Va Ud. de paseo a pie?
- ¿Qué distancia anda Ud.?
- ¿Con qué frecuencia?

Do you have any difficulty using your hands?

¿Tiene Ud. alguna dificultad en usar las manos?

Do you ever have headaches, faintness, vertigo, ringing in the ears, or confusion?
- How often?

¿Alguna vez tiene Ud. dolor de cabeza, desmayo, vértigo, zumbido en los oídos o confusión?
- ¿Con qué frecuencia le ocurren?

Have you ever had arthritis, osteomyelitis, or tuberculosis?
- When was it diagnosed?
- How was it treated?

¿Alguna vez ha tenido Ud. artritis, osteomielitis o tuberculosis?
- ¿Cuándo se le diagnosticó?
- ¿Qué tratamiento se le dió?

What do you eat on a typical day?

¿Qué come Ud. en un día típico?

Do you cook for yourself?

¿Cocina sólo para usted?

20

Endocrine system

Current health problems

Fatigue

Do you feel tired or lethargic?
- When did you first notice it?
- How long have you felt this way?
- Does anything relieve it?

How would you describe it?
- Constant?
- Intermittent?

Does it seem to follow a pattern?
- What kind of pattern?

Fatiga

¿Se siente Ud. cansado(a) o somnoliento(a)?
- ¿Cuándo notó Ud. esto por primera vez?
- ¿Hace cuánto tiempo que se siente Ud. así?
- ¿Hay algo que lo mitigue?

¿Cómo lo describiría Ud.?
- ¿Constante?
- ¿Intermitente?

¿Parece esto seguir una norma en particular?
- ¿Qué tipo de norma?

Mental status changes

Have you recently experienced any changes in your normal behavior, such as nervousness or mood swings?
- When did you first notice this?
- How long have you experienced this?

How would you rate your memory and attention span?

Cambios en el estado mental

¿Ha notado Ud. últimamente algún cambio en su conducta normal, tal como nerviosidad o cambios de humor?
- ¿Cuándo notó Ud. esto por primera vez?
- ¿Hace cuánto tiempo que Ud. ha tenido esto?

¿Cómo clasificaría Ud. su memoria y el tiempo que dura su atención?

Muscle twitching

Have you noticed any muscle twitching?
- Where?

Crispamiento espasmódico muscular

¿Ha notado Ud. algún crispamiento espasmódico muscular?
- ¿Dónde?

Endocrine system
El sistema endocrino

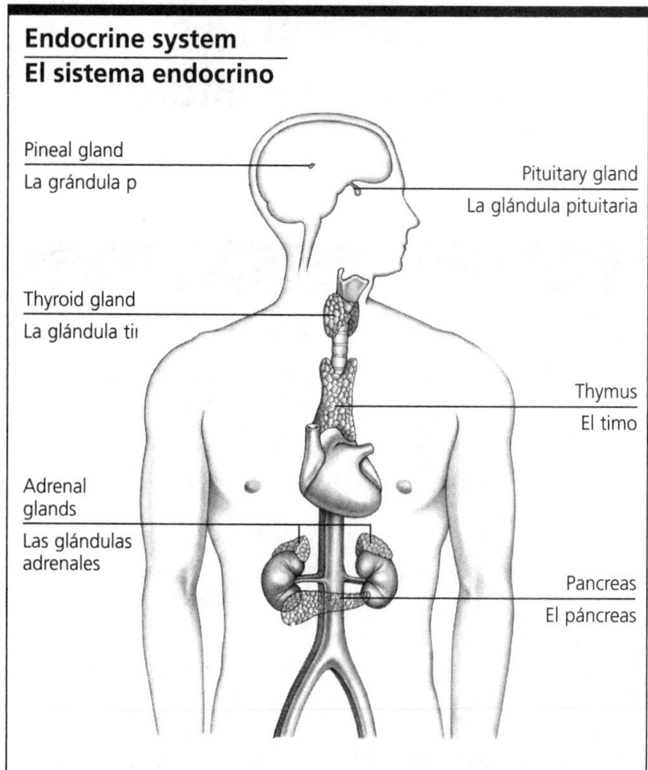

- How long does it last?
- When did you first notice the twitching?

- ¿Cuánto tiempo le dura?
- ¿Cuándo notó Ud. el crispamiento por primera vez?

Is it constant or intermittent?

¿Cómo lo describiría Ud.?
- ¿Constante?
- ¿Intermitente?

Does it seem to follow a pattern?
What kind of pattern?

¿Sigue una norma en particular?
- ¿Qué tipo de norma?

Do you feel any numbness or tingling in your arms or legs?

¿Siente Ud. algún adormecimiento o hormigueo en los brazos o las piernas?

Polydipsia

Polidipsia

How much liquid do you drink each day?

¿Cuánto líquido bebe Ud. al día?

Have you noticed feeling unusually thirsty lately?

¿Ha tenido Ud. una sed extraordinaria últimamente?

- When did you first notice this?
- How long have you felt this way?

- ¿Cuándo notó Ud. esto por primera vez?
- ¿Hace cuánto tiempo que se siente Ud. así?

Polyuria

How many times do you urinate each day?

Have you noticed an increase in the amount of urine you pass?
- How much of an increase?
- When did you first notice this?
- How long have you had this?

Poliuria

¿Cuántas veces al día orina Ud.?

¿Ha notado un aumento en la cantidad de orina que Ud. expulsa?
- ¿Cuánto ha aumentado?
- ¿Cuándo notó Ud. esto por primera vez?
- ¿Hace cuánto tiempo que lo tiene?

Weakness

Do you feel weak?
- When did you first notice it?
- How long have you had it?
- Does anything relieve it?

Is it constant or intermittent?

Does it seem to follow a pattern?
- What kind of pattern?

Is the weakness generalized or confined to a specific area or areas?
- Where?

Debilidad

¿Se siente Ud. débil?
- ¿Cuándo notó Ud. esto por primera vez?
- ¿Hace cuánto tiempo que lo tiene?
- ¿Hay algo que lo mitigue?

¿Cómo lo describiría Ud.?
- ¿Constante?
- ¿Intermitente?

¿Sigue una norma en particular?
- ¿Qué tipo de norma?

¿Es la debilidad general o se limita a una o algunas áreas en particular?
- ¿Dónde?

Weight changes

Have you recently gained weight unintentionally?
- How much?
- Over what time period?

Have you recently lost weight unintentionally?

How much?
Over what time period?

Cambios de peso

¿Ha aumentado Ud. de peso últimamente sin haber tenido la intención?
- ¿Cuánto?
- ¿Durante cuánto tiempo?

¿Ha bajado Ud. de peso últimamente sin haber tenido la intención?
- ¿Cuánto?
- ¿Durante cuánto tiempo?

Medical history

Have you ever had a skull fracture or repeated fractures in other areas of the body?
- When?
- How was it treated?

¿Se ha fracturado Ud. el cráneo alguna vez o ha tenido repetidas fracturas en otras partes del cuerpo?
- ¿Cuándo?
- ¿Qué tratamiento recibió?

Have you ever had surgery?
- When?
- Why?
- Did you have any complications after the surgery?

¿Ha tenido Ud. cirugía alguna vez?
- ¿Cuándo?
- ¿Por qué?
- ¿Sufrió Ud. complicaciones después de la cirugía?

Have you ever had radiation treatments?
- Why?

¿Ha recibido Ud. alguna vez tratamientos de radiación?
- ¿Por qué?

Have you ever had a brain infection, such as meningitis or encephalitis?
- When?
- How was it treated?

¿Ha tenido Ud. alguna vez una infección del cerebro, tal como meningitis o encefalitis?
- ¿Cuándo?
- ¿Qué tratamiento se le dió?

What was your growth pattern?

¿Cómo progresó su crecimiento?

Were you considered tall or short for your age?
- Did you have any growth spurts?
  - When?
  - To what degree?

¿Se le consideraba alto(a) o bajo(a) para su edad?
- ¿Hubo momentos en que Ud. creció más de repente?
  - ¿Cuándo?
  - ¿En qué grado?

Have you ever been diagnosed as having an endocrine, or glandular, problem?
- What was the problem?
- When was it diagnosed?
- How was it treated?

¿Se le ha diagnosticado alguna vez que tiene un problema endocrino o glandular?
- ¿Cuál fue el problema?
- ¿Cuándo se le diagnosticó?
- ¿Qué tratamiento se le dió?

Have you had any changes in your skin, such as acne, increased or decreased oiliness or dryness, or changes in color?
- When?

¿Ha tenido Ud. algunos cambios de la piel, tal como acné, aumento o disminución de la oleosidad o sequedad o cambio de color?
- ¿Cuándo?

Do you bruise more easily than you used to?

¿Le salen a Ud. cardenales (contusiones) con mayor facilidad que antes?

Have you noticed any increase in the size of your hands or feet?	**¿Ha notado Ud. algún aumento en el tamaño de las manos o de los pies?**
Do your fingernails and toenails ever seem brittle?	**¿Le parece a Ud. que hay veces en que las uñas de las manos y de los pies están quebradizas?**
– Have they thickened or separated from your fingers and toes?	– ¿Ha aumentado el grosor de las uñas o se han separado de los dedos de la mano y del pie?
Have you noticed any change in the amount and distribution of your body hair?	**¿Ha notado Ud. algún cambio en la cantidad de cabello y su distribución en el cuerpo?**
– When?	– ¿Cuándo?
– What kind of change?	– ¿Qué tipo de cambio?
Has your voice deepened or otherwise changed?	**¿Ha bajado el tono de su voz o ha cambiado de alguna otra manera?**
Have you ever had neck pain?	**¿Ha tenido Ud. alguna vez dolor de cuello?**
– Does your neck seem larger than normal?	– ¿Le parece a Ud. que su cuello es más ancho de lo normal?
Have you noticed that your shirts or blouses are tighter at the neck?	¿Ha notado Ud. que sus camisas o blusas le quedan más apretadas en el cuello que antes?
Have you had any visual problems, such as double or blurred vision?	**¿Ha tenido Ud. algunos problemas de visión, tal como visión doble o nublada?**
Do your eyes ever burn or feel "gritty" when you close them?	**¿Hay veces en que los ojos le arden o se sienten "arenosos" cuando Ud. los cierra?**
– When does this occur?	– ¿Cuándo ocurre esto?
Have you ever felt as though your heart was racing for no reason?	**¿Hay veces en que Ud. siente que el corazón le late a un ritmo exagerado sin motivo?**
Have you ever been told you have high blood pressure?	**¿Se le ha dicho alguna vez que tiene presión sanguínea alta?**
– When was it diagnosed?	– ¿Cuándo se le diagnosticó?
– How was it treated?	– ¿Qué tratamiento se le dió?
Have you ever had seizures?	**¿Ha tenido Ud. convulsiones alguna vez?**
– What type?	– ¿De qué tipo?
– Under what circumstances?	– ¿En qué circunstancias?
Do you often have headaches?	**¿Tiene Ud. dolores de cabeza con frecuencia?**
– How often?	– ¿Con qué frecuencia?

Do you ever have sudden, severe headaches that go away gradually?

¿Tiene Ud. alguna vez repentinos dolores de cabeza que desaparecen gradualmente?

Family history

Does anyone in your family have:

- Diabetes mellitus?
- Thyroid disease?
- High blood pressure?
- Elevated blood fats?

  What was the problem?
  When was it diagnosed?
  How was it treated?

¿Hay algún miembro de su familia que sufra de alguna de las siguientes?

- ¿Diabetes melitus?
- ¿Enfermedad de la glándula tiroides?
- ¿Alta presión sanguínea?
- ¿Sangre con alto nivel de adiposos?

  ¿Qué fue el problema?
  ¿Cuándo se le diagnosticó?
  ¿Qué tratamiento se le dió?

Health patterns

Medications

Do you take any medications?
- Prescription?
- Over-the-counter?
- Other?

Which prescription medications do you take routinely?
- How often do you take them?
  Once daily?
  Twice daily?
  Three times daily?
  Four times daily?
  More often?

Which over-the-counter medications do you take routinely?
- How often do you take them?
  Once daily?
  Twice daily?
  Three times daily?
  Four times daily?
  More often?

Which medications do you take periodically?

Medicamentos

¿Toma Ud. algún medicamento?
- ¿De receta?
- ¿Sin necesidad de receta?
- ¿Otro?

¿Qué medicamentos de receta toma Ud. por rutina?
- ¿Con qué frecuencias los toma?
  ¿Una vez al día?
  ¿Dos veces al día?
  ¿Tres veces al día?
  ¿Cuatro veces al día?
  ¿Con más frecuencia?

¿Qué medicamentos que no necesitan receta toma Ud. por rutina?
- ¿Con qué frecuencia los toma Ud.?
  ¿Una vez al día?
  ¿Dos veces al día?
  ¿Tres veces al día?
  ¿Cuatro veces al día?
  ¿Con más frecuencia?

¿Qué medicamentos toma Ud. periódicamente?

Why do you take these medications?	**¿Por qué toma Ud. estos medicamentos?**
What is the dosage for each medication?	**¿Cuál es la dosis para cada uno de ellos?**
How does each medication make you feel?	**¿Cómo le hace sentirse cada uno de estos medicamentos?**
Are you allergic to any medications?	**¿Es Ud. alérgico(a) a algunos medicamentos?**
– Which medications?	– ¿A qué medicamentos?
– What happens when you have an allergic reaction?	– ¿Qué le pasa cuando tiene una reacción alérgica?

Personal habits / Hábitos personales

Do you smoke or chew tobacco?	**¿Fuma Ud. o masca tabaco?**
– What do you smoke?	– ¿Qué fuma Ud.?
Cigarettes?	¿Cigarrillos?
Cigars?	¿Cigarros (puros)?
Pipe?	¿Pipa?
– How long have you smoked or chewed tobacco?	– ¿Hace cuánto tiempo que fuma o masca tabaco?
– How many cigarettes, cigars, or pipes of tobacco do you smoke each day?	– ¿Cuántos cigarrillos, cigarros (puros) o pipas de tabaco fuma Ud. al día?
– How much tobacco do you chew each day?	– ¿Cuánto tabaco masca Ud. al día?
– Did you ever stop?	– ¿Dejó Ud. de fumar o mascar tabaco alguna vez?
How long did it last?	¿Cuánto tiempo duró sin fumar o mascar tabaco?
What method did you use to stop?	¿Qué método usó Ud. para dejar el hábito?
Do you remember why you started again?	¿Recuerda Ud. por qué volvió a fumar o mascar tabaco?
– If you do not use tobacco now, have you smoked or chewed tobacco in the past?	– ¿Si Ud. no usa tabaco actualmente, ha fumado o mascado tabaco en tiempos pasados?
What influenced you to stop?	¿Qué influencia ejerció sobre Ud. para dejar el hábito?
Do you drink alcoholic beverages?	**¿Toma Ud. bebidas alcohólicas?**
– What type?	– ¿Qué clase de bebidas?
Beer?	¿Cerveza?
Wine?	¿Vino?
Hard liquor?	¿Aguardiente?
– How often do you drink?	– ¿Con qué frecuencia bebe Ud.?

- How many drinks?
  Spread over how much time?

- ¿Cuántas bebidas?
  ¿Durante cuánto tiempo?

Do you often have constipation or frequent stools?

¿Está Ud. estreñido(a) con frecuencia o tiene evacuaciones intestinales a menudo?

- How frequently does it occur?

- ¿Con qué frecuencia ocurren?

What are your normal work or school hours?

¿Cuáles son normalmente sus horas de trabajo o de escuela?

Do you have enough time for breaks and meals?

¿Tiene Ud. suficiente tiempo para sus ratos de descanso y para tomar sus alimentos?

Sleep patterns

Hábitos de dormir

Have you been sleeping more or less than usual?

¿Duerme Ud. más o menos de lo usual?

Do you find yourself waking up at night to urinate?

- How often does this occur?

¿Se despierta Ud. por la noche para orinar?

- ¿Con qué frecuencia ocurre esto?

Activities

Actividades

Do you exercise?

¿Hace Ud. ejercicio?

What type of exercise do you perform?

¿Qué tipo de ejercicio hace Ud.?

How regularly do you exercise?

¿Con qué regularidad hace Ud. ejercicio?

Have you had any difficulty exercising lately?

¿Ha tenido Ud. dificultad en hacer ejercicio últimamente?

Nutrition

Nutrición

Has your appetite increased or decreased recently?

- When did you first notice the change?

¿Ha aumentado o aminorado su apetito últimamente?

- ¿Cuándo notó Ud. el cambio por primera vez?

What did you eat in a day before your appetite changed?

¿Qué comía Ud. en el curso de un día antes que cambiara su apetito?

What do you eat now?

¿Qué come Ud. en la actualidad?

Psychosocial considerations

Coping skills	Habilidad de darse abasto
Do you have less interest in people, things, and activities than you used to?	**¿Tiene Ud. menos interés en las personas, las cosas y las actividades de lo que tenía antes?**
Do you ever feel depressed for no particular reason?	**¿Se siente Ud. a veces deprimido(a) sin tener algún motivo?**
Have you been feeling like you're under more stress lately?	**¿Se siente Ud. más estresado últimamente?**
Can you talk about what may be causing this stress?	**¿Puede Ud. hablar sobre lo que pudiera causarle este estrés?**
Does your current problem seem to be related to this stress?	**¿Cree Ud. que su problema actual se relaciona con este estrés?**
What is your image of yourself?	**¿Cómo se ve a usted mismo?**
Do you think your problem will get better or worse?	**¿Cree Ud. que su problema se mejorará o empeorará?**
What bothers you most about your problem?	**¿Qué es lo que más le preocupa de su problema?**
Do you have family members or close friends that you can ask for help when you need it?	**¿Tiene Ud. miembros de la familia o amigos(as) íntimos(as) con quienes Ud. pueda contar, si necesita pedirles ayuda?**

Responsibilities	Responsabilidades
What is your occupation?	**¿Cuál es su profesión o su trabajo?**
Does your current health problem interfere with your work?	**¿Interfiere con su trabajo su problema actual?**

Developmental considerations

For the pediatric patient	Para el (la) paciente de pediatría
Has the child's activity level changed? – Describe a typical day before this change and a typical day now.	**¿Ha cambiado el nivel de actividad del (de la) niño(a)?** – Describa Ud. un día típico antes del cambio y un día típico en la actualidad.

Have you ever been told that the child's growth and development are above or below normal rates?
- Who told you?

¿Se le ha dicho alguna vez que el crecimiento y el desarrollo de la criatura es mayor o menor del promedio normal?
- ¿Quién se lo dijo?

Has the child lost weight, been excessively thirsty or hungry, or been urinating frequently?
- When did you first notice these changes?

¿Ha bajado de peso la criatura, ha tenido excesiva sed o hambre o ha orinado con frecuencia?
- ¿Cuándo notó Ud. estos cambios por primera vez?

For the pregnant patient

Para la paciente embarazada

Have you ever been told you had diabetes during this or any previous pregnancy?

¿Se le ha dicho que tiene diabetes durante este embarazo o la tuvo durante cualquier otro embarazo previo?

Have you ever given birth to an infant weighing more than 10 pounds (4.5 kilograms)?
How much did the infant weigh?

¿Alguna vez dió a luz Ud. a un(a) infante(a) que pesó más de 10 libras (4.5 kilos)?
- ¿Cuánto pesó el (la) infante(a)?

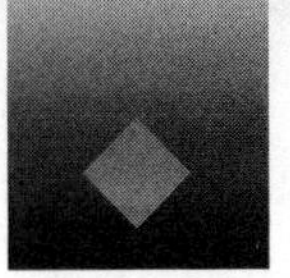

Appendices

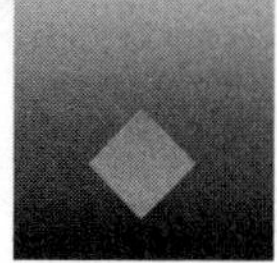

Therapeutic drug classifications

Analgesic	Analgésico
Anesthetic	Anestésico
Antacid	Antiácido
Antiamebic	Agente antiamebiano
Antianginal	Agente contra anginas
Antiarrhythmic	Agente ansiolítico
Antibiotic	Agente antiarrítmico
Anticancer agent	Antibiótico
Anticoagulant	Agente anticarcinógeno
Anticonvulsant	Anticoagulante
Antidepressant	Anticonvulsivo
Antidiarrheal	Antidepresivo
Antiemetic	Antidiarreico
Antifungal	Antivomitivo
Antigout agent	Agente antifúngico
Anthelmintic	Agente contra la gota
Antihemorrhagic	Agente helmíntico
Antihistamine	Agente antihemorrágico
Antihyperlipemic agent	Antihistamínico
Antihypertensive	Agente hiperlipémico
Anti-inflammatory	Agente antihipertensivo
Antimalarial	Agente antiinflamatorio
Antiparkinsonian	Agente contra la malaria
Antipsychotic agent	Agente antiparkinsoniano
Antipyretic	Agente antipsicótico
Antiseptic	Antipirético
Antispasmodic	Antiséptico
Antithyroid agent	Antiespasmódico

Antituberculotic	**Agente contra la tiroides**
Antitussive	**Agente antituberculoso**
Antiviral	**Agente antitusígeno**
Anxiolytic	**Agente antiviral**
Appetite stimulant	**Estimulante para el apetito**
Appetite suppressant	**Supresor de apetito**
Bronchodilator	**Broncodilatador**
Decongestant	**Descongestivo**
Digestant	**Digestivo (agente que estimula la digestión)**
Digitalis glycoside	**Digital glucósido**
Disinfectant	**Desinfectante**
Diuretic	**Diurético**
Emetic	**Vomitivo**
Fertility agent	**Agente para la fertilidad**
Hematinic	**Agente para aumentar la hemoglobina**
Hypnotic	**Hipnótico**
Insulin	**Insulina**
Laxative	**Laxante**
Muscle relaxant	**Relajante muscular**
Oral contraceptive	**Anticonceptivo oral**
Oral hypoglycemic	**Agente hipoglucémico oral**
Oxytocic	**Oxitócico**
Sedative	**Sedante**
Steroid	**Esteroide**
Thyroid hormone	**Hormona de la glándula tiroides**
Tranquilizer	**Tranquilizante**
Vaccine	**Vacuna**
Vasodilator	**Vasodilatador**
Vitamin	**Vitamina**

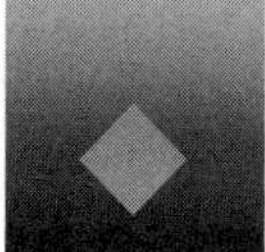

Postoperative tubes, catheters, and equipment

After the surgery, you may have:
- more than one intravenous (I.V.) catheter in your arm.
- an I.V. in your wrist, called an arterial line, to measure oxygen levels in your blood.
- a tube in your bladder, called a Foley catheter, to drain your urine.
- a tube in your nose, called a nasogastric (NG) tube, used to drain fluids and acids from your stomach.
- an I.V. in the side of your neck or in your upper chest near your shoulder, called a central line.
- a tube in the side or middle of your chest to reinflate your lung or to drain fluid.
- a drainage tube inserted near the area where surgery was done to drain secretions.
- a very thin catheter in your back near your spine, called an epidural catheter, used for pain medication.
- a device, with a little light taped or clipped to your finger or toe, called a "pulsoximeter," that is used to measure oxygen levels.
- a dressing or bandage over your incision.
- no dressing or bandage over your incision—only stitches or metal clips.

Después de la cirugía, Ud. tendrá o puede tener:
- más de un catéter intravenoso (I.V.) en el brazo.
- un I.V. en la muñeca, que se llama estría, para medir el nivel de oxígeno en la sangre.
- un tubo en la vejiga, que se llama catéter de Foley, para el drenaje de su orina.
- un tubo en la nariz, que se llama tubo nasogástrico (NG), que se usa para el drenaje de fluidos y acidos del estómago.
- un I.V. a un lado del cuello o de la parte superior del tórax cerca del hombro, que se llama estría central.
- un tubo a un lado o en medio del tórax para inflar el pulmón o para drenar fluido.
- un tubo de drenaje insertado cerca de la región donde se hizo la cirugía para el drenaje de secreción.
- un catéter muy fino en la espalda cerca de la columna vertebral, que se llama catéter epidural, se usa para el medicamento contra el dolor.
- un aparato, que se llama pulsoxímetro, con una pequeña luz fijado con cinta adhesiva o clipes a un dedo de la mano o del pie, se usa para medir el nivel de oxígeno.
- hilas o vendajes para cubrir la incisión.
- sin hilas o vendajes sobre la incisión—sólo puntos de sutura o clipes.

- a blood pressure cuff wrapped around your upper arm attached to a machine. It will inflate and deflate to measure automatically your blood pressure and pulse.
- un manguito alrededor de la parte superior del brazo y fijado a un aparato. Se inflará y desinflará para medir automáticamente su presión sanguínea y su pulso.
- a little machine called a PCA that supplies pain medication automatically through your I.V.
- un pequeño aparato, que se llama PCA, que provee medicamento contra el dolor por medio (intravenoso) a traves se su sonda de suero.

You can press it every _____ minutes to give yourself some extra pain medicine.

Ud. puede apretarlo cada _____ minutos para darse a sí mismo(a) medicamento extra contra el dolor.

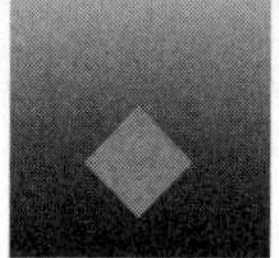

Medication teaching phrases

This medication will:	**Este medicamento hará que:**
- elevate your blood pressure.	- su presión sanguínea suba.
- improve circulation to your _____.	- la circulación por ________________ (la región del cuerpo) mejore.
- lower your blood pressure.	- su presión sanguínea baje.
- lower your blood sugar.	- el nivel de azúcar en la sangre baje.
- make your heart rhythm more even.	- el ritmo del corazón sea más uniforme.
- raise your blood sugar.	- su nivel de azúcar en la sangre suba.
- reduce or prevent the formation of blood clots.	- se reduzca o evite la formación de coágulos de sangre.
- remove fluid from your body.	- se le quite fluido del cuerpo.
- remove fluid from your feet, ankles, or legs.	- se le quite fluido de los pies, tobillos o piernas.
- remove fluid from your lungs so that they work better.	- se le quite fluido de los pulmones para que funcionen mejor.
- remove fluid from your pancreas so that it works better.	- se le quite fluido del páncreas para que funcione mejor.
This medication will help your body to:	**Este medicamento ayudará a su cuerpo a:**
- kill the bacteria in your _____.	- destruir la bacteria del (de la) ____________ (región infectada).
- slow down your heart rate.	- reducir el latido cardiaco.
- soften your bowel movements.	- ablandar sus evacuaciones.
- speed up your heart rate.	- acelerar el latido cardiaco.
- use insulin more efficiently.	- usar la insulina más eficazmente.
This medication will help you to:	**Este medicamento ayudará a Ud. a:**
- breathe better.	- respirar con mayor facilidad.
- fight infections.	- luchar contra infecciones.
- relax.	- relajarse.
- sleep.	- dormir.
- think more clearly.	- pensar con mayor claridad.

This medication will relieve or reduce:
- the acid production in your stomach.
- anxiety.
- bladder spasms.
- burning in your stomach or chest.
- burning when you urinate.
- diarrhea.
- muscle cramps.
- nausea.
- pain in your _____.

Este medicamento le aliviará o disminuirá:
- la producción de ácido en el estómago.
- la angustia.
- los espasmos en la vejiga.
- la sensasión ardiente en el estómago o tórax.
- la sensación ardiente al orinar.
- la diarrea.
- los espasmos musculares.
- las náuseas.
- el dolor en la (el) _____.

This medication will help your body to produce more (less):
- antibodies.
- clotting factors.
- insulin.
- platelets.
- red blood cells.
- white blood cells.

Este medicamento ayudará a su cuerpo a producir más o menos:
- anticuerpos.
- factores o agentes coagulantes.
- insulina.
- plaquetas.
- glóbulos rojos.
- glóbulos blancos.

This medication or treatment will destroy:
- antibodies.
- bacteria.
- cancer cells.
- clotting factors.
- platelets.
- red blood cells.
- white blood cells.

Este medicamento o tratamiento destruirá:
- anticuerpos.
- bacterias.
- células cancerosas.
- factores o agentes coagulantes.
- plaquetas.
- cglóbulos rojos.
- glóbulos blancos.

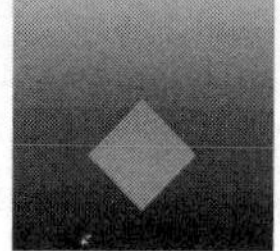

Home care phrases

Home safety	Seguridad en casa
Make sure walkways are well lit and clear of clutter.	Cerciórese Ud. de que los pasillos estén bien alumbrados y libres de objetos desparramados.
Remove throw rugs.	Quite Ud. todos los tapetes sueltos.
Repair handrails that are not sturdy.	Componga Ud. los pasamanos que no estén bien asegurados.
Handrails should run the full length of the stairs.	Los pasamanos deben estar a lo largo de toda la escalera.
Never smoke in bed.	Nunca fume Ud. en la cama.
Never leave your cigarette, cigar, or pipe burning while you're out of the room.	Nunca deje encendido su cigarrillo, cigarro (puro) o pipa cuando Ud. salga del cuarto.
Place your commode near your bed.	Ponga Ud. su silla retrete cerca de su cama.
Set the water heater to the low setting.	Ajuste Ud. el calentador de agua en un nivel bajo.
Place a nonskid mat in your shower or tub.	Ponga Ud. un tapete antideslizante en la tina o regadera.
Use liquid soap in the shower. This will help you avoid a fall while trying to pick up dropped soap.	Use Ud. jabón líquido en la regadera para evitar que se resbale al tratar de recoger el jabón que se haya caído.
Clear up spills right away.	Limpie Ud. cualquier líquido derramado inmediatamente.
Store items you use most frequently at waist level.	Guarde Ud. las cosas que usa con más frecuencia a la altura de su cintura.
Install deadbolt locks on outside doors.	Instale Ud. cerrojos de seguridad en las puertas que dan a la calle.

Mark keys so they're easy to identify.	Marque Ud. las llaves para identificarlas con facilidad.
Carpet edges should be tacked down.	Los bordes de los tapetes deben estar bien sujetos.
Remove hazards that can cause fires, falls, or other injuries.	Deshágase Ud. de peligros que pudieran causar incendios, caídas u otras heridas.
Keep a list of emergency numbers near each phone.	Tenga Ud. una lista de los números de emergencia cerca de cada teléfono.
Keep a phone by your bed and in living areas.	Tenga Ud. un teléfono al lado de su cama y en espacios vitales.
Keep all exits clear.	Mantenga Ud. todas las salidas libres de objetos desparramados.
Remove electrical cords from under carpets and furniture legs.	No tenga cables eléctricos debajo de los tapetes ni las patas de los muebles.
Replace frayed or cracked electrical cords.	Reemplace Ud. los cables eléctricos que estén raídos o agrietados.
Install a smoke detector on each level of your home.	Instale Ud. un detector de humo en cada piso de su casa.
Test the batteries in your smoke detector at least once a year.	Compruebe Ud. las baterías de sus detectores de humo por lo menos una vez al año.
Move curtains, rugs, and furniture away away from heaters.	Quite Ud. las cortinas, los tapetes y los muebles que estén cerca de los calentadores.
Place space heaters where they won't be tipped over.	Coloque Ud. los calentadores donde no se tropiece uno.
Clearly label cleaning liquids and store them away from heat and food.	Ponga Ud. etiquetas legibles en los envases de líquidos para limpiar y guárdelos lejos del calor y comestibles.
Dispose of old newspapers.	Deshágase Ud. de periódicos viejos.
Poor lighting, cords on the floor, clutter, and rugs that move can cause falls.	Un alumbrado inadecuado, cables en el suelo, objetos desparramados y tapetes movibles pueden causar caídas.

Medications	Medicamentos
Wash your hands before touching medications.	Lávese Ud. las manos antes de tocar los medicamentos.
Check the medication bottle for name, dose, and frequency (how often it's supposed to be taken).	En el envase del medicamento verifique Ud. el nombre, la dosis y la frecuencia (con qué frequencia se debe tomar).
Check the expiration date on all medications.	Verifique Ud. la fecha de vencimiento del medicamento.
Store medications according to pharmacy instructions.	Guarde Ud. los medicamentos según las instrucciones de la farmacia.
Under adequate lighting, read medication labels carefully before taking doses.	Bajo una luz adequada, lea Ud. la etiqueta del medicamento con mucho cuidado antes de tomar las dosis.
Don't crush medication without first asking the doctor or pharmacist.	No triture Ud. el medicamento sin antes preguntar al doctor o farmaceútico.
Contact your doctor if a new or unexpected symptom or another problem appears.	Póngase Ud. en contacto con su doctor si un síntoma nuevo o inesperado u otros problemas se presentan.
Do not stop taking medication unless instructed by your doctor.	No deje Ud. de tomar el medicamento, salvo que se lo ordene su doctor.
Discard outdated medications.	Deshágase Ud. de medicamentos vencidos.
Never take someone else's medications.	Nunca tome Ud. los medicamentos de otra persona.
Keep a record of your current medications.	Apunte (tome nota de) sus medicamentos actuales.

Miscellaneous home care	Diversos cuidados en casa
Do you have an Advance Directive?	¿Tiene Ud. una "Directiva anticipada"?
An Advance Directive is a document that you prepare now to direct your future health care if you cannot speak for yourself later on.	Una "Directiva anticipada" es un documento que Ud. prepara ahora para dirigir su cuidado médico si no pudiera hablar por usted misma(o) en el futuro.

A living will is about your health. It outlines what specifically you would like done if you are near death or in a coma.	Las instrucciones para no prolongar la vida (living will) se relacionan con su salud. Explican específicamente el tratamiento que Ud. quisiera recibir si estuviera en coma o próximo(a) a morir.
A durable power of attorney for health care identifies the person that you would like to speak for you regarding health care decisions.	Un poder no caducable por incapacidad del mandante para el cuidado de la salud identifica a la persona que Ud. quisiera que tomara decisiones por usted respecto de su atención médica.
Medicare will be responsible for your bill.	El seguro médico del Estado (Medicare) es responsable de su factura (cuenta).
What is your primary health insurance?	¿Cúal es su seguro principal de salud?
Are you employed?	¿Está Ud. empleada(o)?
I will visit you again on Monday (Tuesday, Wednesday, Thursday, Friday, Saturday, Sunday).	Volveré a visitarla(lo) el lunes (martes, miércoles, jueves, viernes, sábado, domingo).
May I use your phone to call your doctor?	¿Me permite Ud. usar su teléfono para llamar a su doctor?
The home health aide will help you with your personal care.	El (la) auxiliar sanitario(a) le ayudará con su cuidado personal.

Discharge and follow-up care / Alta y tratamiento complementario

If you remain stable, you will be discharged on your next visit.	Si Ud. sigue en condición estable, se le dará de alta durante su próxima visita.
In case of an emergency, dial 911.	En caso de emergencia, llame Ud. al 911.
Call your doctor's office to make an appointment.	Llame Ud. al consultorio de su doctor para hacer una cita.
These are written discharge instructions.	Éstas son instrucciones escritas al darle de alta.
You need to have your blood drawn on _______.	Es necesario sacarle sangre el: (día, fecha).
Do you have any questions?	¿Tiene Ud. preguntas?

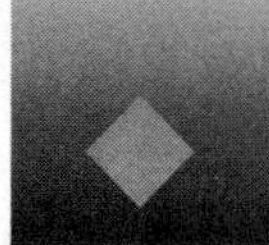

Complementary and alternative therapies

Herbs and supplements	Hierbas y complementos
Acidophilus	Acidophilus
Allspice	Pimienta malagueta (de Jamaica)
Aloe	Áloe
Aloe vera	Áloe vera
Anise	Anís
Bay leaf	Hoja (seca) de laurel
Bergamot	(Variedad de) Menta o hierba buena
Black cohosh	Cohosh negro
Black pepper	Pimienta negra
Black tea	Té negro
Blue cohosh	Cohosh azul
Capsaicin	Capsaicina
Caraway seed	Semilla de alcaravea
Carob	Algarrobo
Catnip	Calamento
Cayenne	Pimienta del ají de Cayena
Chamomile	Manzanilla
Chaparral	Chaparral
Chili pepper	Pimienta de Chile
Chinese medicine	Medicina china
Cilantro	Cilantro
Cinnamon	Canela
Clary sage	Salvia de amaro
Cocoa	Cocoa
Comfrey	Consuelda

Cranberry	**Arándano**
Damiana	**Damiana**
Dandelion	**Diente de león**
Echinacea	**Equinácea**
Elderberry	**Baya del saúco**
Ephedra	**Belcho**
Eucalyptus	**Eucalipto**
Evening primrose	**Hierba del asno**
Fennel	**Hinojo**
Feverfew	**Matricaria**
Flaxseed	**Semilla de lino**
Foxglove	**Digital (dedalera)**
Garlic	**Ajo**
Ginger	**Jengibre**
Ginkgo	**Ginkgo**
Ginkgo biloba	**Ginkgo biloba**
Ginseng	**Ginseng**
Asian	**Ginseng asiático**
Serbian	**Ginseng servio**
Goldenrod	**Vara de oro**
Golden seal	**Variedad de ranunculácea americana**
Grape seed	**Semilla de uva**
Green tea	**Té verde**
Hawthorn	**Espino**
Hazel nut	**Avellana**
Herbal medicine	**Medicina herbal**
Hyssop	**Hisopo**
Kava-kava	**Kava-kava**
Lady's mantle	**Alchemilla vulgaris**
Lavender	**Lavanda**
Lemon	**Limón**
Lemon balm	**Bálsamo de limón (Melissa)**
Lemongrass	**Hierbalimón**

Licorice	**Orozuz**
Linden	**Tilo**
Ma-huang	**Ma-huang**
Marjoram	**Mejorana**
Marshmallow	**Malvavisco**
Melissa	**Melissa**
Mint	**Menta**
Milk thistle	**Cardo de María (arzolla)**
Mullein	**Verbasco**
Orange	**Naranja**
Oregano	**Orégano**
Panax ginseng	**Ginseng panax**
Paprika	**Pimentón**
Parsley	**Perejil**
Passionflower	**Pasionaria**
Pau d'arco	**Pau d'arco**
Pennyroyal	**Poleo**
Peppermint	**Pastilla de menta**
Plant estrogens	**Estrógenos vegetales**
Red clover	**Trébol rojo**
Rose hip	**Rosa mosqueta**
Rosemary	**Romero**
Rue	**Ruda**
Safflower	**Alazor**
Sage	**Salvia**
St. John's wort	**Hierba de San Juan**
Sarsaparilla	**Zarzaparrilla**
Sassafras	**Sasafrás**
Saw palmetto	**Palma enana americana**
Soy	**Soja**
Supplemental vitamins and minerals	**Vitaminas y minerales complementarios**
Tea	**Té**
Tea tree	**Árbol de té**

Thyme	Tomillo
Valerian	Valeriana
Vitamin(s)	Vitamina(s)
Wormwood	Ajenjo
Yarrow	Milenrama

Therapies	Terapias
Acupressure	Acupresión
Acupuncture	Acupuntura
Alexander technique	Técnica Alexander
Applied kinesiology	Kinesiología aplicada
Aromatherapy	Aromaterapia
Art therapy	Terapia artística
Ayurvedic medicine	Medicina Ayurvédica
Biofeedback	Bioretroalimentación
Breathing	Técnicas respiratorias
Chelation therapy	Terapia de quelación
Chiropractic	Quiropraxis
Colonic irrigation	Irrigación colónica
Color zone therapy	Cromoterapia
Counseling	Terapia psicológica
Craniosacral therapy	Terapia sacro-craneal
Crystal therapy	Terapia con cristales
Cupping cutaneous stimulation	Estimulación cutánea — digitopresión/reflexología
Dance therapy	Danzoterapia
Deep breathing	Técnicas de respiración profunda
Diet	Dieta
Gerson	Gerson
Macrobiotic	Macrobiótica
Distraction therapy	Terapia de distracción
Fasting	Ayuno
Feldenkrais method	Método de Feldenkrais
Homeopathy	Homeopatía

Humor	**Humor**
Hydrotherapy	**Hidroterapia**
Hyperbaric oxygen therapy	**Terapia hiperbárica de oxígeno**
Hypnotherapy	**Hipnoterapia**
Ice application	**Aplicación de hielo**
Imagery	**Formación de imágenes**
Laughter	**Risa**
Light therapy	**Terapia de luz**
Magnetic field therapy	**Terapia del campo magnético**
Massage therapy	**Terapia de masajes**
Meditation	**Meditación**
Megavitamin therapy	**Terapia de complejos vitamínicos**
Moxibustion	**Moxibustión**
Music therapy	**Musicoterapia**
Naturopathy	**Naturopatía**
Polarity therapy	**Terapia de polaridad**
Qigong	**Qigong**
Reflexology	**Reflexología**
Reiki	**Reiki**
Relaxation techniques	**Técnicas de relajación**
Rolfing	**Rolfing**
Self-heal	**Autocuración**
Shiatsu	**Shiatsu**
Spiritual practices	**Prácticas espirituales**
Tai chi	**Tai chi**
Therapeutic touch	**Toque terapéutico**
Ultraviolet light therapy	**Terapia de luz ultravioleta**
Yoga	**Yoga**

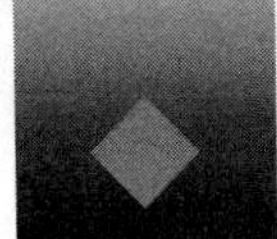

Index

i refers to an illustration.

i refers to an illustration.

F

G

H

I

i refers to an illustration.

i refers to an illustration.

i refers to an illustration.

i refers to an illustration.

U

V

WXYZ

i refers to an illustration.

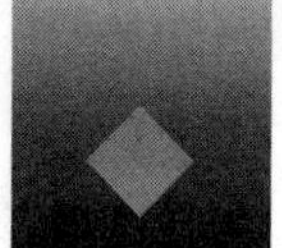

Indice

---
i se refiere a una ilustración (lamina).

i se refiere a una ilustración (lamina).

E

F

i se refiere a una ilustración (lamina).

i se refiere a una ilustración (lamina).

---
i se refiere a una ilustración (lamina).

QR

S

i se refiere a una ilustración (lamina).

T

i se refiere a una ilustración (lamina).

---

i se refiere a una ilustración (lamina).